La Dieta Antiflamatoria y Dieta a Basada en Plantas Para Principiantes

La Guía Definitiva Para lograr una Vida Saludable y Disminuir los Niveles de Inflamación; Además, Secretos de Pérdida de Peso Comprobados Para Hombres y Mujeres; ¡Incluye Deliciosas Recetas!

Bobby Murray

Tabla de Contenido:

Dieta Anti-Inflamatoria Para Principiantes

La guía definitiva de un estilo de vida saludable para disminuir los niveles de inflamación, sanar tu sistema inmunológico, los secretos de la pérdida de peso y ¡Restaurar la salud en general!

Bobby Murray

Tabla de contenidos

Introducción

Muchas veces las personas corren al botiquín cuando algo les aqueja, pero esto puede ser peligroso cuando se tienen síntomas crónicos relacionados a la inflamación porque se pueden sobre medicar para aliviarse. Confiar sólo en la medicación para ayudar con tus problemas inflamatorios puede crear un círculo vicioso en el que nunca se resuelve la raíz del problema. De hecho, se necesita un enfoque multifacético para poder volver a poner en funcionamiento tu sistema inmunológico.

La inflamación afecta a millones de personas en todo el mundo cada año y los síntomas crónicos pueden conducir a problemas de salud importantes que siguen agravando la inflamación que se experimenta en el cuerpo. La buena noticia es que hay una forma de cambiar tu estilo de vida para no tener que vivir una vida de dolor y movilidad limitada. Comer una dieta antiinflamatoria es en realidad una mejor opción para hacer frente a estos síntomas debilitantes, ya que es posible luchar contra la inflamación para siempre.

Si tú estás en el punto de no saber qué camino tomar para curar tu cuerpo porque has probado todos los medicamentos, ejercicios, terapias y/o asesoramiento, te complacerá saber que la solución se puede encontrar siguiendo un estilo de vida antiinflamatorio, y puede ser más fácil de lo que piensas. Ha habido un sinnúmero de personas que han llegado al punto de hacer estos cambios a través de su dieta y estilo de vida y han visto los resultados.

Tomar todas las herramientas que se te proporcionan en este libro te ayudará a ver los resultados rápidamente, generalmente dentro de las primeras dos o tres semanas. Otras personas que han tenido inflamación en el cuerpo durante meses o incluso años pueden tardar más tiempo en ver los resultados. Aún así, aquellos que tienen enfermedades importantes como diabetes, cáncer, enfermedades cardíacas, artritis o enfermedad de Alzheimer normalmente verán resultados tangibles en tres meses o menos. Imagina cómo tu vida completamente cambió en un período de tiempo tan corto, especialmente si has estado sufriendo durante tanto tiempo.

Simplemente cambiando los tipos y cantidades de alimentos que consumes, podrás ver una marcada diferencia en tu salud mental y física. Sin embargo, cuando se combina todo el programa para incorporar todo el estilo de vida de la dieta antiinflamatoria con tus nuevos hábitos alimenticios, tu tasa de éxito se disparará y tu salud mejorará mucho más rápido. Saber que hay una solución a los problemas de salud que has estado enfrentando es reconfortante. Pero ten en cuenta que cuanto más pongas en práctica todos los conocimientos que se te darán, más rápido tendrás éxito.

Descubrirás más sobre los hábitos que han estado alimentando tu inflamación crónica, así como la forma en cómo seguir la dieta antiinflamatoria ha mejorado la salud de millones de personas para ayudarles a vivir una vida feliz y sin dolor. También hay una guía detallada sobre los ejercicios que puedes utilizar para hacer que tus síntomas de inflamación disminuyan o incluso desaparezcan con el tiempo, así como los beneficios de seguir este estilo de vida para muchos que sufren de otras dolencias y enfermedades crónicas. Paso a paso, tendrás una guía para llevarte al éxito y conquistar esta batalla aparentemente interminable. Habrá desafíos a lo largo del camino como en cualquier nueva empresa que inicie, pero los resultados valdrán la pena.

Capítulo uno: ¿Qué es la dieta antiinflamatoria?

Tu sistema inmunológico está en su lugar para que pueda mantenerte saludable. Si algún objeto extraño, como químicos, polen de plantas o microbios entra en tu cuerpo, el sistema inmunológico trabaja para combatir a estos invasores. También trabaja cuando te lesionas. Al hacerlo, crea una inflamación en el cuerpo para señalar que hay un problema combatiendo estos agentes extraños. Cuando el sistema inmunológico ha ganado la batalla con éxito, la inflamación desaparece de forma natural.

Los síntomas que experimentas pueden variar desde la hinchazón, infecciones frecuentes, pérdida o aumento de peso, reflujo ácido, diarrea, estreñimiento, trastornos del estado de ánimo, insomnio, fatiga crónica, dolor corporal local y generalizado. Cuanto más tiempo estén presentes estos síntomas sin corregirse, más complicados serán los problemas de salud.

Si el sistema inmunológico se ha visto comprometido o no es capaz de vencer a estos invasores y síntomas, la inflamación persistirá y se convertirá en una enfermedad crónica. Encontrará altos niveles de inflamación presentes cuando tu cuerpo esté combatiendo enfermedades importantes como el Alzheimer, la depresión, la artritis, la diabetes, las enfermedades cardíacas y el cáncer (Harvard Health Publishing).

Comer alimentos compuestos que causan inflamación, estilos de vida sedentarios y estrés también puede aumentar el riesgo de enfermedades mentales y físicas crónicas. Muchas personas corren a la farmacia y toman medicamentos para arreglar temporalmente los síntomas de la inflamación crónica y sus efectos secundarios, pero tú puedes hacer lo mismo alterando tus hábitos alimenticios para consumir los alimentos antiinflamatorios conocidos. Aquí es donde la dieta antiinflamatoria se utiliza para ayudar al sistema inmunológico a combatir la raíz de la causa de forma natural.

Así como hay alimentos que son altos en propiedades antiinflamatorias, también hay alimentos que crean o mantienen la inflamación dentro del cuerpo. Limitar o eliminar completamente estos alimentos te ayudará a corregir la inflamación crónica en el cuerpo:

- Manteca de cerdo, aceite vegetal parcialmente hidrogenado y margarina
- Carnes procesadas y rojas
- Azúcar y bebidas endulzadas artificialmente como bebidas deportivas, bebidas energéticas, té dulce, zumos en caja y refrescos.
- Alimentos fritos, rollos de huevo, palitos de mozzarella, donas y papas fritas
- Pasteles, pan blanco, galletas dulces, tortillas de harina, galletas saladas, arroz blanco, pasta y otros carbohidratos refinados

En lugar de llenar tu plato con estos alimentos que mantienen tu salud en un estado reducido, tú estarás comiendo una lista de alimentos que te ayudarán a construir tu sistema inmunológico, a activar tu metabolismo y a reducir y eliminar la inflamación en tu cuerpo. Estos tipos de alimentos incluyen:

- Verduras - coliflor, col, coles de Bruselas, col rizada y brócoli,
- Fruta - naranjas, aceitunas, aguacates, bayas, cerezas y uvas. Cuanto más profundo sea el color de la fruta, mejor.
- Grasas saludables - aceite de oliva extra virgen y aceite de coco
- Nueces: almendras y nueces
- Pimientos: pimientos y chiles
- Chocolate: chocolate negro 70% de cacao o más
- Especias: canela, fenogreco y cúrcuma
- Bebidas: té verde, café y hasta una copa de vino tinto diariamente

Hay muchos tipos de dietas que se consideran antiinflamatorias y que se centran en dolencias específicas y en enfermedades crónicas que tú estás experimentando. Un ejemplo es el FODMAP que es bueno para aquellos que sufren de síndrome de intestino filtrado, alergias a la comida y síndrome de intestino irritable. La dieta mediterránea es una excelente opción para quienes sufren todo tipo de enfermedades cardiovasculares, Alzheimer, diabetes y enfermedades autoinmunes. Aunque cada una tiene un pequeño giro, básicamente consisten en una dieta que contiene de ácidos grasos omega-3 en tu dieta, come pescado de dos a cuatro veces por semana.

Al igual que con cualquier dieta saludable, los alimentos procesados se reemplazan con alimentos integrales nutritivos que tienen un efecto directo sobre la salud física y emocional. Dado que tu cuerpo se encuentra en un estado insalubre y tu sistema inmunológico te está atacando con síntomas de inflamación, necesitas devolver el equilibrio a tu cuerpo curándolo con alimentos ricos en vitaminas, minerales y antioxidantes. Poder darle a tu cuerpo la oportunidad de sanar proporcionándote los nutrientes que necesitas para hacerlo es mucho mejor que ir a la farmacia. Con el entorno y las herramientas adecuadas, el cuerpo puede curarse a sí mismo, y tú podrás dártelo a tu cuerpo siguiendo la dieta antiinflamatoria.

Otras recomendaciones básicas a seguir en el estilo de vida antiinflamatorio es hacer lo siguiente:

Consume un mínimo de 25 gramos de fibra todos los días. Esto ayuda a que el tracto digestivo pueda funcionar correctamente mientras elimina las toxinas que se han incrustado en las paredes intestinales. También ayuda a mantener en equilibrio las bacterias saludables dentro de tu tracto gastrointestinal, lo que ayuda a fortalecer el sistema inmunológico.

Consume al menos cuatro tazas y media de frutas y verduras todos los días. Esto puede parecer mucho al principio si no estás acostumbrado a comer frutas y verduras. Pero aprenderás cómo incorporar esta cantidad de alimentos integrales saludables a través de las recetas fáciles y deliciosas que se incluyen en https://dietbalanced.com/

Manten las grasas saturadas al diez por ciento de tus calorías diarias. El uso de un contador de calorías en línea le ayudará a realizar un seguimiento de los nutrientes que consume. También te ayudará a saber cuántos macro y micronutrientes requiere tu cuerpo para tu nivel de actividad.

Consume alimentos ricos en ácidos grasos omega-3. Estos ácidos grasos no solo son excelentes para la salud de tu cerebro, sino que también te ayudan a combatir la inflamación de frente. Encontrarás omega-3 en muchos de los pescados grasos, pero también en las espinacas. Para obtener la cantidad adecuada de ácidos grasos omega-3 en tu dieta, come pescado de dos a cuatro veces por semana.

Coma bocadillos saludables dos veces al día. Los bocadillos son una parte muy importante para mantener un cuerpo sano porque ayudan al metabolismo a mantenerse activo. Los tentempiés también nos ayudan a mantener nuestro cerebro trabajando de forma óptima ya que estamos consumiendo nutrientes y calorías incluso cuando no estamos haciendo nada. Mantener un suministro constante de nutrientes es clave para que el metabolismo esté en su mejor momento. Pero no es necesario comer un gran bocadillo para mantener este suministro. Un trozo de fruta o un puñado de nueces servirá.

Evita los alimentos procesados y los azúcares refinados. Lo más probable es que estos tipos de alimentos sean los que causen tus problemas de inflamación a largo plazo. Encontrarás más información sobre el proceso de estos alimentos que hacen que tu cuerpo atraviese en el capítulo 3. Pero para llevar una vida sana en general, es necesario que al menos mantengas estos tipos de alimentos al mínimo, si no los eliminas. Descubrirás que es mejor deshacerse de ellos por completo ya que estás ayudando a tu cuerpo a combatir este problema inflamatorio.

Limitando o eliminando las altas cantidades de omega 6. No todos los omegas son iguales. Se sabe que el omega-6 es un creador de síntomas de inflamación. Los alimentos con alto contenido en omega-6 son la mayoría de los aderezos para ensaladas y la mayonesa. También se encuentran en aceites como el de vegetales, maní, soja, semilla de uva, girasol, cárcamo y maíz. Las mejores opciones son el aceite de oliva extra virgen y el aceite de coco.

Seguir la dieta antiinflamatoria es mucho más fácil que otras dietas restrictivas, ya que tienes más opciones. Descubrirás cómo incorporar este estilo de vida para hacer una transición fácil mientras ves los beneficios que puedes aportar a tu vida rápidamente. Tu cuerpo mental y físico mejorará y comenzarás a vivir una vida libre de los incómodos síntomas y enfermedades que la inflamación ha traído, liberándote de los lazos que has creado.

Resumen del capítulo

• La inflamación es una reacción del cuerpo cuando tu sistema inmunológico está tratando de curar tu cuerpo. Sin embargo, hay casos en los que tu sistema inmunológico comenzará a atacar tu cuerpo y creará una inflamación por un período de tiempo más largo.

• Al eliminar la inflamación creando elementos como los alimentos procesados y con azúcar añadida, podrás dar a tu cuerpo la oportunidad de estar en un ambiente positivo para que puedas curarte y eliminar el exceso de inflamación.

• Al comer más alimentos saludables e integrales, automáticamente mejorarás tu salud en general. Con la dieta antiinflamatoria, enfocarás tus hábitos de alimentación y de vida en torno a la reducción y eliminación de tu enfermedad inflamatoria de manera efectiva y eficiente, atacando el problema desde muchos ángulos diferentes.

En el próximo capítulo aprenderás sobre los diferentes beneficios que puedes obtener a través de la dieta antiinflamatoria para las principales enfermedades físicas y mentales que afectan a millones de personas al año.

Capítulo dos: Beneficios de la dieta antiinflamatoria para diferentes condiciones de salud

Hay varios beneficios que la dieta antiinflamatoria puede traer a tu vida. No sólo te ayuda a reducir tus niveles de inflamación, sino que se extiende a otras áreas de tu vida, incluyendo la mental, la física y la emocional. Una vez que tengas la inflamación bajo control, podrás moverte con menos dolor y restricciones, lo que te ayudará a vivir la vida que siempre quisiste.

Mejora del estado de ánimo y la salud mental - Los científicos están de acuerdo en que tanto los alimentos que introduces en tu cuerpo como los que no consumes tienen un impacto directo en tu salud mental. Llevar una dieta poco saludable o desequilibrada que consiste en altos niveles de grasas saturadas, azúcares, alimentos procesados y almidones refinados también afecta a la salud mental de niños y adultos por igual. También se han realizado amplios estudios que concluyen que una dieta saludable ayuda a mejorar el bienestar mental y a reducir las posibilidades de padecer el trastorno bipolar, la ansiedad y la depresión.

La inflamación crónica también se ha relacionado con la depresión y otros trastornos mentales. Sin embargo, cuando se ingieren alimentos antiinflamatorios que se encuentran en este estilo de vida, se pueden equilibrar las sustancias químicas y las hormonas que afectan a la concentración, la cognición y las emociones. También podrás curar tu cerebro produciendo adecuadamente los niveles de serotonina que ayudan a mantener el estado de ánimo estable (Beck, 2019).

Aumentan los niveles de energía – Cuando el cuerpo está empantanado y en un estado no saludable, se necesita más energía para que siga funcionando. Esto se observa cuando estás enfermo de gripe y sientes que debes dormir todo el día porque el cuerpo está trabajando para sanarse. Y como la inflamación es utilizada por el sistema inmunológico para eso, el cuerpo se siente como si estuviera en constante modo de curación cuando los síntomas de la inflamación son crónicos.

Darle a tu cuerpo los nutrientes adecuados que necesita para funcionar de manera óptima lo ayudará a sanar más rápido, lo que inclina el equilibrio entre demasiada inflamación y solamente experimentar la inflamación cuando hay una amenaza que necesita curación. Con la cantidad correcta de vitaminas, minerales y nutrientes, conseguirás aumentar tus niveles de energía de forma natural sin necesidad de tomar cinco tazas de café para pasar el día.

Protege el corazón y estabiliza los niveles de colesterol, azúcar en la sangre y triglicéridos – El principio básico de eliminar los carbohidratos refinados y sustituirlos por alimentos enteros ricos en fibra, como los frijoles y las verduras, es una ventaja para la salud del corazón y la sangre. Esto se debe a que los niveles de colesterol y azúcar en la sangre disminuyen naturalmente (Rosa, et al., 2016). Eliminar los azúcares y los carbohidratos refinados de la dieta también colabora reduciendo los niveles de azúcar en la sangre, a la vez que aumenta el colesterol bueno HDL y disminuye los niveles de colesterol malo LDL.

Incluso si antes no tenía problemas con tu corazón o tu sistema sanguíneo, verás una notoria mejora de ambos sólo por la forma en que la dieta antiinflamatoria incluye los alimentos para que tu cuerpo esté más saludable. Te ayudará en los años venideros a adquirir el hábito de comer alimentos y comidas más nutritivos a medida que sigues viviendo una vida más larga y feliz.

Reducción del riesgo de cáncer, depresión, diabetes, enfermedades cardíacas y obesidad – Si se tienen en cuenta las principales enfermedades que afectan a la mayoría de las personas en el mundo, la dieta antiinflamatoria puede crear en el cuerpo un entorno equilibrado y saludable para ayudar a reducir los síntomas. En concreto, este estilo de vida puede reducir a la mitad el riesgo de contraer cáncer de colon y recto. La depresión es disminuida ayudando a las hormonas a regularse a sí mismas a niveles normales. La diabetes se combate rompiendo el ciclo de resistencia a la insulina. El riesgo de enfermedades cardíacas disminuye y los síntomas mejoran debido a que se ejerce menos presión sobre el sistema cardiovascular. Por último, la obesidad se aborda de forma eficaz cuando se empieza a comer más alimentos sanos e integrales, al tiempo que se proporcionan al cuerpo los nutrientes que necesita para que queme ese exceso de grasa en lugar de almacenarla.

Disminución de los síntomas de los trastornos autoinmunes como el lupus, el síndrome de intestino inflamado y la artritis – Las enfermedades autoinmunes pueden ser difíciles de combatir. Pero usando el estilo de vida anti-inflamatorio, le dará a tu sistema inmunológico el impulso que necesita para poder luchar contra los agentes extraños en lugar de tu propio cuerpo. Muchas personas sufren estos síntomas, pero la reducción de la inflamación a través del ejercicio y los alimentos que consumes disminuirá naturalmente tus síntomas para que tengas el control y no un trastorno.

Maneja el dolor de las articulaciones y los músculos, especialmente con el envejecimiento. Una vez que el cuerpo envejece, puede resultar más difícil moverse como antes. Sin embargo, si te mantienes activo a través del estilo de vida antiinflamatorio mientras comes alimentos que te ayuden a disminuir la inflamación, verás que no es tan difícil levantarte por la mañana. Debido a que tu cuerpo está adquiriendo todas las vitaminas y minerales necesarios que necesitas, te sentirás con más energía, lo que te llevará a moverte más. En el momento en que empiezas a ser más sedentario en tu vejez, es mucho más difícil levantarse y ponerse en marcha (Clínica Cleveland).

Hay muchas otras dolencias que pueden ser mejoradas o eliminadas siguiendo el estilo de vida antiinflamatorio. La premisa de esta dieta es comer más alimentos saludables y ser activo. Esta es la base para la salud y el bienestar general. Así que no importa la enfermedad a la que te enfrentes, pónte en contacto con tu profesional de la salud para ver si te va a ayudar con tus problemas específicos.

Resumen del capítulo

• La actitud moldea el camino de nuestro día. Cuando se tiene dolor, puede ser muy difícil mantener un estado de ánimo equilibrado. Sin embargo, uno de los grandes beneficios de la dieta antiinflamatoria es que regula las hormonas para que funcionen adecuadamente, lo que ayuda a mejorar tu salud mental.

• Especialmente si tuviste un plan de alimentos fuertemente basados en ácidos antes, verás una marcada diferencia en tus niveles de energía. Esto te ayuda en todos los aspectos de tu vida porque querrás ser más activo, lo que hace que el cuerpo a mejore aún más.

• Millones de personas mueren en todo el mundo debido a enfermedades del corazón. Hazte un favor y sigue esta dieta para que no te conviertas en una estadística, baja tu colesterol malo y vive una vida larga y saludable para las generaciones venideras.

En el próximo capítulo, aprenderás cómo la dieta antiinflamatoria puede ayudarte a controlar tus problemas de peso y las razones por las que puedes estar experimentando este problema en primer lugar.

Capítulo tres: Anti-inflamación y pérdida de peso

El aumento de peso es un factor de riesgo importante para la inflamación del cuerpo que suele ser causada por el consumo de alimentos no saludables (Harvard Health Publishing). Cuando se tiene una inflamación constante, causa un patrón cíclico en relación al peso. La inflamación causa problemas de peso porque tiene un efecto directo sobre el metabolismo y la producción de hormonas. Romper este ciclo es el desafío porque el sobrepeso hace que se produzca la inflamación, pero es una barrera que se puede superar incorporando más antioxidantes y alimentos antiinflamatorios en la dieta.

Entender cómo se produce el aumento de peso mientras hay inflamación es clave para saber cómo tener éxito en la pérdida de kilos de más. En primer lugar, hay resistencia a la insulina cuando la inflamación crónica se produce en el cuerpo, lo que conduce a niveles altos de glucosa o azúcar. Esto se debe a que cuando el cuerpo detecta una amenaza, el sistema inmunológico liberará citoquinas que causan la inflamación y disminuyen la respuesta de la insulina. Esto inicia otra reacción en cadena del páncreas que produce aún más insulina, lo que hace que se acumule grasa en el hígado, que también refuerza la resistencia a la insulina.

Cuando se llega al punto en que se es resistente a la insulina, esta grasa comenzará a acumularse alrededor de la barriga, que es donde también se pueden experimentar enfermedades importantes como enfermedades cardíacas y diabetes. Bajar los niveles de azúcar que consumes te ayudará a equilibrar todas estas reacciones en cadena simultáneamente, romperás este círculo vicioso y empezarás a perder peso, así como a reducir tu riesgo de padecer enfermedades.

Otro desafío que la gente enfrenta es que una hormona conocida como leptina se reduce. La leptina es responsable de informar al cerebro cuando tienes hambre, cuando estás lleno y de controlar tu metabolismo. Con la reducción de los niveles de leptina, sentirás hambre más a menudo, incluso aunque cuerpo no requiera nutrientes, y también reducirá la velocidad del metabolismo.

Para poder equilibrar todos estos factores y controlar los niveles de insulina y leptina, hace falta algo más que contar las calorías. Debes abordar el problema desde muchos ángulos, los cuales se tratan con más detalle en este libro; no debes llevar un estilo de vida sedentario, debes asegurarte de mantener los niveles de estrés al mínimo y debes dormir tranquilamente por la noche (Viana, et al., 2014). Si tienes un problema con tu peso, puedes tener problemas con uno o todos estos factores, pero no pierdas la esperanza. Sabrás exactamente cómo enfrentarte a esta montaña para empezar a ver la pérdida de peso.

Es importante eliminar los azúcares añadidos y los edulcorantes artificiales en tu dieta. Esto incluye todos los colorantes, aditivos y químicos que se utilizan en los alimentos procesados. Por eso la dieta antiinflamatoria se centra principalmente en alimentos frescos y enteros. Pero debes mirar todo el contenido de los ingredientes que compras, incluso si se trata de vegetales congelados, ya que los fabricantes a veces incluyen aditivos para extender la vida útil.

En su lugar, se incluyen alimentos con alto contenido de ácidos grasos omega-3, fitoquímicos y antioxidantes que se encuentran en esta dieta. Comer verduras crucíferas como el brócoli, la coliflor y las verduras de hoja verde en cada comida aumentarán los resultados de adelgazamiento. Además, asegúrate de comer pescado graso unas dos veces a la semana para aumentar los beneficios. Al hacerlo, crearás el ambiente en para ayudar a romper estos ciclos casi interminables para que puedas perder kilos.

El sueño es absolutamente necesario para que nuestros cuerpos se rejuvenezcan y se recarguen. Pero la clave está en la cantidad y calidad del descanso. A los adultos se les dice que deben tener entre siete y ocho horas de sueño reparador cada noche. Dormir más o menos horas dejará al cuerpo agotado mientras continúa o incluso refuerza el ciclo de la inflamación. Establezca un horario de sueño consistente si es posible durante las mismas horas para ayudar a su cuerpo a encontrar su reloj biológico de nuevo para obtener el sueño más reparador.

Mantener el intestino sano es un aspecto importante de la salud, pero es aún más importante cuando se quiere perder peso. Ser capaz de fortalecer la pared intestinal de los microbios extraños es clave para detener el ciclo de la inflamación. Puedes hacerlo comiendo alimentos que contengan cultivos de bacterias vivas activas y alimentos fermentados como el kimchi, el miso, la kombucha, el chucrut y el yogur.

El estrés es parte de cada día, pero tienes control sobre la cantidad de estrés que experimentas. Mantener la mente fuerte es tan importante como mantener el físico sano. La forma más fácil de equilibrar tus niveles de estrés es comenzar el día respirando profundamente y sentarte en silencio o meditar durante un mínimo de 10 minutos. Puedes acumular el tiempo si lo prefieres o practicar a lo largo del día para ayudar a mantener tus emociones y tu mente en calma. Hacerlo también te ayudará a pensar con más claridad para que puedas abordar los problemas con facilidad, lo que también reducirá tus niveles de estrés. Si no puedes quedarte quieto el tiempo suficiente, también puedes empezar el día con un paseo o algún ejercicio de yoga. Ayudará a que el resto de tu día fluya más suave cuando empieces el día de esa forma positiva.

Resumen del capítulo

• El peso suele ser la razón principal por la que las personas se ponen a dieta. Perderás más peso mientras sigues la dieta antiinflamatoria si la acompañas de una rutina de ejercicios de bajo impacto, así como si reduces el estrés y duermes lo suficiente por la noche.

• Eliminar los alimentos procesados, los aditivos y los azúcares y sustituirlos por alimentos enteros y pescados grasos te ayudará a romper el ciclo de resistencia a la leptina y la insulina. Es un partido difícil, pero puedes ganarlo siguiendo el estilo de vida antiinflamatorio.

• Los antioxidantes te ayudarán a limpiar el cuerpo de toxinas, así como a combatir los radicales libres que causan tu inflamación y te hacen sentir mayor. Naturalmente, la dieta antiinflamatoria es rica en antioxidantes, así como en alimentos con alto contenido de omega 3 y fitoquímicos.

En el próximo capítulo, aprenderás sobre malos hábitos que quizás tengas y que te están causando más inflamación y también la solución para empezar a ganar esa batalla.

Capítulo cuatro: Hábitos y causas que alimentan la inflamación

Además de los alimentos inflamatorios que ingieres, hay otras formas que no te das cuenta que estás alimentando tus problemas inflamatorios. Como se explicó anteriormente, el estrés, la falta de sueño y la rutina de ejercicios también te ayudarán a combatir el problema.

No te excedas con los condimentos – Ten cuidado con el tipo y la cantidad de condimentos que utilizas en tus alimentos. Al mirar las etiquetas, puedes encontrar muchos aditivos o alérgenos alimentarios que causarán inflamación en tu cuerpo. Usa los condimentos raramente, si es que los usa, en tu nuevo estilo de vida. Es mejor dar sabor a tus alimentos con una mezcla de aceite de oliva extra virgen y tus especias favoritas.

No bebas de botellas de agua de plástico – Por supuesto que habrá momentos en los que no podrás evitarlo, pero debes limitar el uso de botellas de plástico para consumir tu agua. Esto se debe a las toxinas presentes en el plástico que pueden ser absorbidas por el agua, especialmente si el plástico fue dejado en el calor en cualquier momento desde que fue embotellado. Compra una botella de agua libre de BPA y llévala contigo para minimizar la necesidad de comprar agua. Además, asegúrase de filtrar el agua si la estás bebiendo del grifo para también eliminar los aditivos y toxinas y asegurarte de que estás bebiendo el agua más limpia posible.

No utilices productos tóxicos para el cuerpo y la belleza – Dado que el órgano más grande de tu cuerpo es la piel, debes prestar especial atención a los productos que utilizas. Al igual que con los alimentos que compras y comes, también necesitas estudiar los ingredientes incluidos en tu maquillaje y productos de belleza y corporales. Muchas personas no son conscientes de que hay muchas toxinas en este tipo de artículos que pueden conducir a desequilibrios hormonales que pueden aparecer como erupciones físicas o causar inflamación. Dos ingredientes conocidos que causan inflamación son los destilados de petróleo y el alcohol hidroabietílico (Steber, 2017). El uso de productos de belleza y corporales de base natural te ayudarán a detener el ciclo de absorción de muchas toxinas de tu cuerpo, lo que te ayudará a curarte de la inflamación mucho más rápido.

Dejar de fumar – Es bien sabido que fumar es peligroso para la salud, como lo indica la advertencia en la caja. Sin embargo, ¿Sabes tú que fumar también causa inflamación? Esto se debe a que los cilios en la mucosidad se reducen. El trabajo de los cilios es eliminar las bacterias de los pulmones. Sin embargo, con menos cilios, tomará más tiempo para que esta bacteria sea eliminada. Como esta bacteria es un invasor, el sistema inmunológico hace su trabajo reaccionando inflamándose para ayudar a curar el cuerpo. Sin mencionar los mayores riesgos de derrame cerebral, muchos tipos de cáncer y causandote a ti y a tu familia mucha tensión que podría haberse evitado. Hay numerosos parches y cigarrillos naturales sin nicotina que pueden usarse para dejar de fumar si no puedes dejar de golpe.

Resumen del capítulo

• Cuando se tiene un problema de inflamación crónica, rara vez se debe a un componente. Un hecho importante que se pasa por alto es beber agua embotellada de plástico. Se ha demostrado que el BPA del plástico puede filtrarse en el agua haciéndola más tóxica y llevando a la inflamación.

• Necesitas cuidar tu cuerpo por dentro y por fuera cuando trabajas en el manejo de tu inflamación. Tu piel no es diferente ya que es tu órgano más grande. Ten cuidado con los productos de belleza y corporales que usas para asegurarte de que no tienen toxinas como el alcohol hidroabitílico para bajar tus niveles de inflamación.

• Fumar es un hábito que mata a millones de personas en todo el mundo cada año. Hazte un favor y consigue ayuda para dejar de fumar. Hacerlo te ayudará a vivir más tiempo y a disminuir la inflamación que estás experimentando.

En el próximo capítulo, aprenderás sobre los alimentos con alto contenido en antioxidantes y te ayudará a luchar contra tu inflamación de la mejor manera.

Capítulo cinco: Alimentos que reducen la inflamación

Mientras sigas el estilo de vida antiinflamatorio, vas a incorporar muchos tipos diferentes de alimentos integrales que contienen lo que se conoce como polifenoles, una protección de base vegetal para el cuerpo. Los alimentos ricos en propiedades antiinflamatorias van a ser la base de esta dieta e incluyen una amplia variedad de sabrosos alimentos con los que no te aburrirás mientras sigas este estilo de vida. Ya has aprendido los alimentos básicos que comerás y eliminarás con la dieta antiinflamatoria y también puedes obtener tu guía gratuita de planificación de comidas escribiendo en http://free.dietbalanced.com en tu navegador de Internet. Ahora, veamos más cerca por qué estos alimentos son buenos para ti y tu salud.

Naranjas – Las naranjas no sólo son un excelente desayuno cuando se les hace jugo, ya que puedes disfrutar de esta fruta curativa en cualquier momento del día. Es rica en folato, calcio, fibra, potasio y, por supuesto, vitamina C. Pueden ayudarte a combatir la inflamación fortaleciendo tus vasos sanguíneos, creando un tejido conectivo fuerte y dando a tu sistema inmunológico el impulso que necesita. Asegúrate de que cuando exprimas las naranjas no añadas ningúna azúcar, y es mejor exprimirlas frescas en lugar de comprarlas en el supermercado.

Cerezas – Esta súper fruta es uno de los mejores alimentos antiinflamatorios que puedes consumir. Las más oscuras y ricas en color son las que tienen la mayor cantidad de antioxidantes, y tienen un sabor agrio. Es mejor mantenerse alejado de las cerezas dulces ya que pueden contrarrestar el azúcar en la sangre. Además de combatir la inflamación, también ayudan a tus músculos a fortalecerse y rejuvenecerse y a aliviar el dolor de las articulaciones y la artritis.

Frutos secos – Las almendras son un tentempié fantástico, ya que son ricas en manganeso, proteínas vegetales, magnesio, vitamina E y grasas monoinsaturadas. Se ha demostrado que ayudan a reducir el riesgo de padecer enfermedades cardiovasculares. Sin embargo, no hay que exagerar en el consumo de esta delicia, ya que son altas en calorías. Un simple puñado de almendras servirá.

Verduras de hoja verde – La col rizada está llena de nutrientes esenciales que incluyen potasio, hierro, calcio y vitaminas A, C y K. Otras verduras de hoja como las espinacas y la col rizada también son una gran fuente de nutrientes y todas tienen fibra, es importante para eliminar las toxinas que se liberan en el cuerpo y mantener sano el tracto digestivo. Otra ventaja es que son capaces de ayudarte a combatir o prevenir la aterosclerosis, la degeneración macular, las cataratas y el cáncer.

Café – Algunas personas estarán encantadas de ver esto en la lista, pero no te excedas. Mantén tu cantidad diaria en 2 tazas y tómalo negro para obtener el mejor efecto. Añadir cantidades copiosas de azúcares, leche y saborizantes será contraproducente para tu salud. El contenido de polifenoles es lo que te ayuda a bajar tus niveles de inflamación (Harvard Health Publishing). Una pequeña dosis de cafeína puede ayudarse a controlar los síntomas de la diabetes y la enfermedad de Parkinson.

Bayas - Muchos tipos diferentes de bayas como las moras, las frambuesas, los arándanos y las fresas están llenas de minerales, vitaminas y fibras esenciales. También contienen antocianinas, que son antioxidantes que ayudan al cuerpo a eliminar toxinas. Con esta combinación, son capaces de evitar que las enfermedades se produzcan y reducir la inflamación en tu cuerpo (Joseph, Edirisinghe, & Burton-Freeman, 2014).

Pescado graso - El consumo de pescado graso como las anchoas, la caballa, el arenque, las sardinas y el salmón te dará los valores diarios recomendados de proteínas, así como los ácidos grasos omega-3 de DHA y EPA. Estos tipos específicos de omega-3 ayudan al cuerpo a combatir la inflamación que tiene una correlación directa con las enfermedades renales, la diabetes, las enfermedades cardíacas y los síndromes metabólicos (Ellulu, Khaza'ai, Patimah, Rahmat y Abed, 2016).

Aguacates - Estos súper alimentos son una excelente adición a tu dieta ya que están llenos de grasas monoinsaturadas que son buenas para tu corazón, así como fibra, magnesio y potasio. Se sabe que reducen el riesgo de cáncer debido a los tocoferoles y carotenoides que contienen (Key, et al., 2015). Además, reducen la inflamación.

Té verde - Los antiinflamatorios y antioxidantes de una taza de té verde te ayudarán a combatir enfermedades como la obesidad, el Alzheimer, el cáncer y las enfermedades cardíacas (Chacko, Thambi, Kuttan, &

Nishigaki, 2010). También contiene epigalocatequina-3-galato (EGCG) que ayuda a reducir la inflamación en el cuerpo, así como el daño a los ácidos grasos localizados en las células (Molina, Bolin, & Otton, 2015).

Pimientos - El chile y los pimientos son ricos en antioxidantes y en vitamina C, que son capaces de combatir la inflamación (Zimmer, et al., 2012). Otros componentes de los pimientos son el ácido ferúlico y sinápico, que también ayudan a reducir la inflamación (Srinivasan, Sudheer y Menon, 2007).

Uvas - Esta fruta es poderosa porque no sólo reduce la inflamación, sino que también reduce el riesgo de trastornos oculares, Alzheimer, obesidad, diabetes y enfermedades cardíacas (Reinisalo, Kårlund, Kaarniranta, & Karjalainen, 2015).

Cúrcuma - Es una especia que se encuentra comúnmente en los platos indios y en el curry. Tiene un poderoso nutriente llamado curcumina que reduce la inflamación. También es muy útil para los que sufren de diabetes y artritis (Menon & Sudheer, 2007). Para obtener el efecto completo, se debe mezclar la cúrcuma con la piperina que se encuentra en la pimienta negra para que la cúrcuma se absorba adecuadamente en el sistema (Shoba, et al., 1998).

Aceite de oliva virgen extra - Es una parte importante de la dieta mediterránea porque está llena de grasas monoinsaturadas saludables. Ayuda a combatir enfermedades graves como el cáncer cerebral y las enfermedades cardíacas (Pacheco, et al., 2007). Si se consumen 50 ml diarios, la inflamación disminuirá significativamente, ya que actúa de manera similar al ibuprofeno debido al antioxidante conocido como oleocantal (Lucas, Russell y Keast, 2011).

Cacao y chocolate negro - Debido al contenido de antioxidantes de los flavonoles, puedes tomar una porción de este diariamente para disminuir tus niveles de inflamación. La clave es comer chocolate que tenga un mínimo de 70% de cacao, con porcentajes más altos en los niveles de flavonol. Otra gran excusa para disfrutar de esta delicia es que mantiene las arterias sanas (Fisher & Hollenberg, 2006).

Tomates - Ricos en potasio y vitamina C, los tomates son un excelente antiinflamatorio. Esto se debe al antioxidante licopeno que también ayuda a prevenir muchos tipos de cáncer (Trejo-Solís, et al., 2013). Puedes consumir tanto la fruta como el zumo para recibir estos efectos. También para obtener el máximo beneficio, prepara tus tomates con aceite de oliva (Fielding, Rowley, Cooper, & O Dea, 2005).

Resumen del capítulo

• Uno de los aspectos más importantes para tener éxito en tu batalla contra la inflamación es comer los alimentos adecuados. Hacerlo ayudará a tu cuerpo a recibir los nutrientes que necesita para limpiarlo de toxinas extrañas que son la base de tus problemas de inflamación.

• Los aguacates son una excelente fruta que puedes disfrutar en cualquier momento del día e incluye algunas de las mejores cantidades de nutrientes y contiene fibra y grasas monoinsaturadas saludables que harán que tu cuerpo esté en mejor forma en poco tiempo.

- Si no eres un gran bebedor de café, siempre puedes añadir el té verde a tu lista. Tienen un alto contenido de antioxidantes y previenen muy bien la inflamación. También puede ayudar a reducir el riesgo de enfermedades cardíacas y cáncer.

En el próximo capítulo, aprenderás sobre diferentes programas de ejercicio que puedes incorporar y seguir para darte una mano en tu problema de inflamación.

Capítulo seis: Programa de ejercicios antiinflamatorios

No necesitas convertirte en un gran aficionado al gimnasio para obtener los beneficios del ejercicio regular. De hecho, si has estado viviendo una vida sedentaria con poco o ningún movimiento, es mejor para tu cuerpo comenzar con ejercicios simples para que el cuerpo se active. Con el tiempo, al crear este hábito, obtendrás grandes beneficios para la salud, entre los que se incluyen el fortalecimiento de los huesos, los músculos y el corazón, y también la pérdida de peso. También puede reducir los síntomas de enfermedades crónicas como la fibromialgia y la artritis.

Cuando comiences con tu rutina de ejercicios, necesitas encontrar algo que te guste hacer. De lo contrario, te darás por vencido rápidamente después de empezar, incluso sabiendo los beneficios que conlleva. Afortunadamente, hay muchos tipos de ejercicios que puedes seguir dependiendo de tu estado de ánimo y de tu estado físico. La clave es ponerte en movimiento para que tu corazón empiece a latir más rápido durante veinte o treinta minutos al día. Hacer ejercicio regularmente lleva a la actividad en el cerebro debido a la aceleración del ritmo cardíaco que hace que la sangre bombee, lo que refuerza el sistema inmunológico y produce efectos antiinflamatorios. Lo más difícil es ponerse en movimiento cuando no tienes ni ganas de estar activo.

Antes de comenzar cualquier rutina de ejercicios, es necesario estirar los músculos. Esto asegura que calentarás tus músculos lo suficiente para reducir las lesiones y para que la sangre llegue a tus músculos para calentarlos. El estiramiento regular también puede aumentar el rango de movimiento, disminuir la rigidez y mejorar la flexibilidad. También te ayuda a concentrar tu mente en tu rutina de ejercicios.

Los mejores ejercicios que puedes realizar cuando estás trabajando para reducir tus niveles de inflamación son:

Caminar – Se capaz de hacer que tu corazón bombee, tomar una caminata rápida de diez a veinte minutos te dará mejores niveles de inflamación. Simplemente camina a un ritmo lo suficientemente rápido como para que te sientas cómodo y no pierdas el aliento. Puedes hacerlo mientras paseas a tu mascota o en una cinta de correr, el efecto sigue siendo el mismo. También reducirás tu peso y mejorarás tu salud cardíaca. Mantener la movilidad también ayudará a que tus articulaciones y músculos sean más fuertes.

Una vez que llegues al punto en que necesites reforzar tu rutina de ejercicios, puedes empezar a añadir pesas para los tobillos o las muñecas. Puedes empezar con pesas de 1 kilogramo y aumentar desde ahí si lo deseas. Siempre desafíate a ti mismo ya que sólo te haces un favor al mejorar tu salud.

Yoga – Este es un tipo de ejercicio de bajo impacto que es genial para jóvenes y ancianos por igual. Estira tus músculos, fortalece tus huesos y te permite llevar más oxígeno al torrente sanguíneo, lo que aumentará tu metabolismo. Hay algunas poses que son beneficiosas para ti y no necesitas ser un experto en yoga para practicarlas.

Todo lo que necesitas es una simple esterilla de yoga que puedes comprar en línea o en tu tienda de salud local.

Postura del niño

Esta posición particular ayuda a estirar las caderas, los tobillos y la espalda y alivia naturalmente la fatiga, la ansiedad y el estrés.

- Arrodíllate en tu colchoneta con los brazos extendidos sobre los hombros hacia arriba.
- Asegúrate de que tus dedos gordos del pie se toquen con las rodillas extendidas a los lados.
- Baja el torso hacia la colchoneta con las rodillas a cada lado.
- Mientras te acuestas en la colchoneta, continúa hundiéndote hacia el suelo y relaja los músculos.
- Mantén esta posición entre cinco y siete respiraciones profundas antes de volver a sentarte.
- Repite de tres a cinco veces.

Giro supino

Con esta postura, vas a ser capaz de eliminar el dolor y la negatividad de su cuerpo, ya que tus órganos internos tienen una mayor cantidad de sangre que fluye a través de ellos. También ayuda con la flexibilidad y el estiramiento de la columna vertebral.

- Acuéstese en tu colchoneta sobre tu espalda
- Lleva tus rodillas hacia tu pecho y envuelve tus brazos alrededor de ellas.
- Respira hondo dos o tres veces.
- Suelta las piernas y bájalas en un ángulo de 90 grados para que tu pierna derecha toque el suelo.

- Luego pon los brazos rectos a los lados.
- En esta posición tu espalda estará relativamente plana sobre la colchoneta mientras tus piernas se tuercen a un lado.
- Mantén entre cinco y siete respiraciones profundas antes de repetir los mismos movimientos en el lado izquierdo.
- Repite a ambos lados dos o tres veces.

Pose Medio Señor de los Peces

Este es un giro un poco más complicado con beneficios más profundos para la columna vertebral, el sistema digestivo y el flujo sanguíneo, mientras se reducen los niveles de estrés.

- Siéntate derecho en tu colchoneta con las dos piernas extendidas.
- Pon tu pie derecho debajo de tu pierna izquierda para tocar el exterior de tu cuadriceps izquierdo.
- Cruza tu pie izquierdo sobre tu pierna derecha para tocar el exterior de tu cadera derecha.
- Mantén tus caderas presionadas en la colchoneta debajo de ti.
- Presiona tu mano derecha en la estera detrás de ti mientras apoyas tu codo izquierdo en la parte exterior de tu rodilla derecha.
- Tu cuerpo estará en una posición ligeramente torcida. Asegúrate de mantener la columna vertebral recta durante este ejercicio.
- Respira profundamente de cinco a siete veces antes de cambiar al otro lado.

Pose de Triángulo

Esta posición te ayuda a tonificar tu núcleo y tus piernas mientras estiras los tendones de la corva. Te ayudará a fortalecer tu núcleo mientras reduce tus niveles de estrés.

- Ponte de pie en tu colchoneta hacia el lado con los pies más anchos que la longitud de tus hombros con los pies mirando hacia delante.
- Gira tu pie derecho en un ángulo de 45 grados mientras mantienes las piernas rectas hacia adelante.
- Levanta los brazos hacia los lados.
- Luego dobla el torso hacia abajo, hacia la derecha, lo más lejos que puedas cómodamente mientras mantienes el torso recto.
- Extiende tu brazo izquierdo hacia el cielo mientras tu mano derecha descansa en el muslo delantero o en la espinilla.
- Gira la cabeza para mirar hacia arriba, hacia tu mano izquierda.
- Respira profundamente de cinco a siete veces y repite del otro lado.

Pose de Puente

Esta es una suave postura de estiramiento que ayudará a alargar las caderas, la columna vertebral, el cuello y el pecho. Mejorará la circulación de la sangre y también ayudará con la depresión leve y la ansiedad.

- Acuéstate en la colchoneta y dobla las rodillas con los pies apoyados en la colchoneta.
- Pon sus manos con las palmas hacia abajo en la estera por tus caderas.
- Respira profundamente mientras levantas las caderas, lo que elevará tu pecho hacia tu barbilla de forma natural.

• Mantén esta posición mientras respiras profundamente entre cinco y siete respiraciones.

Máquina elíptica – Si tienes articulaciones rígidas, hacer ejercicio en una máquina elíptica tendrá el menor impacto, pero te dará el mismo entrenamiento que si estuvieras caminando, trotando o corriendo. El uso de esta máquina asegura que tus pies nunca tengan que levantarse de la máquina en comparación con caminar o correr al aire libre donde tus pies dejan el suelo. Gracias a este movimiento fluido, ejercerás menos presión sobre tus articulaciones, ya que podrás conseguir que tus músculos estén más tonificados y reducir tus niveles de inflamación.

La belleza de este ejercicio es que puedes controlar la velocidad en la que te mueves sin necesidad de ajustar ningún control. Simplemente colocas tus manos en cada uno de los manillares y pisas los reposapiés designados y empiezas a moverte. Si deseas aumentar el ejercicio para los brazos, también puedes presionar y tirar mientras las barras se mueven hacia adelante y hacia atrás con el movimiento de los pies.

Entrenamiento con pesas de mano – Hay algunos tipos diferentes de pesas ligeras que puedes usar para este tipo de ejercicio. Las tradicionales son pesas con mancuernas o velcro que se sujetan a la muñeca o a los tobillos y que vienen en varios tamaños, y se recomienda usar 5 kilogramos (10 libras) o menos. Cuando se está empezando a entrenar con pesas, se pueden utilizar mancuernas de 1 kilogramo (2 libras). El otro tipo se conoce con el nombre de "campana de caldera", y está diseñada para aquellos que ya hacen entrenamiento con pesas.

Cuando se usan estas pesas, se pueden hacer unos cuantos ejercicios fáciles para hacer que la sangre bombee.

Elevación lateral

1. Párate en una superficie plana con los pies separados a la altura de los hombros con las pesas en las manos o en las muñecas con los brazos a los lados.
2. Mantén la espalda recta durante este ejercicio y los codos ligeramente doblados todo el tiempo.
3. Inspira hacia adentro y levanta los brazos a los lados para que formen una "T" con un movimiento fluido.
4. Baja los brazos lentamente hasta la posición original mientras exhalas.
5. Repite esto diez o quince veces.

Curl de bíceps

1. Párate con los pies separados a la altura de los hombros con las pesas en la mano.
2. Sostén las pesas con las palmas hacia adelante.
3. Dobla los codos hacia arriba para que las pesas suban hacia los hombros con el dorso de las manos hacia adelante.
4. Puedes hacer este ejercicio levantando ambas pesas al mismo tiempo o una después de la otra.
5. Repite el ejercicio de diez a quince veces.

Arremetida

1. Párate derecho con las piernas separadas a la altura de los hombros y con las pesas en las manos.
2. Mantén las mancuernas a tu lado durante todo el ejercicio.

3. Avanza con el pie derecho y baja la rodilla izquierda hacia el suelo hasta alcanzar los 90 grados.
4. Vuelve a levantarte con la pierna derecha hasta que vuelvas a estar de pie.
5. Repite con la pierna izquierda y has hasta cinco rondas con cada pierna.

Ejercicio Kettlebell
1. Separa bien los pies y agáchate para coger el mango de la tetera con la mano.
2. Has caer la campana entre tus piernas de forma fluida y controlada.
3. Muévela hacia atrás tan alto como puedas controlar el movimiento.
4. Deja que siga fluyendo hacia atrás y hacia delante hasta cinco veces.

Caminata – Esta es una forma maravillosa de intensificar tu rutina de caminatas porque saldrás al aire libre y disfrutarás de tus alrededores. Idealmente, tendrás diferentes elevaciones para subir y bajar que trabajarán diferentes músculos a medida que trabajes en tu camino porla naturaleza. También es una buena manera de pasar tiempo con algunos amigos mientras haces que tus niveles de inflamación bajen. Además, es una gran manera de reducir tus niveles de estrés.

Montar en bicicleta – A veces es mejor moverse un poco más rápido, y te ayuda a ver mejor tu vecindario. Andar en bicicleta es una excelente manera de aumentar el ritmo cardíaco. También te ayuda a utilizar los músculos del corazón, los brazos y las piernas, lo que te ayudará a flexibilizarlos y a reducir la tasa de inflamación mientras el viento sopla en tu cara.

Trotar o correr - Este es el siguiente paso después de caminar o ir de excursión. Es cuando se va a un ritmo mucho más rápido, pero también hay que encontrar el equilibrio fino entre ejercer demasiada presión sobre el cuerpo y fortalecerlo. Cuando trotas o corres, debes mantener un ritmo en el que puedas respirar sin esfuerzo. También puedes hacer este ejercicio en la máquina elíptica, que reducirá el impacto en tu cuerpo mientras obtienes los beneficios de esta rutina. Asegúrate de comprar zapatos hechos para correr ya que tienen el soporte y los reductores de impacto para ayudarte en tu entrenamiento.

Natación - Si tienes altos niveles de inflamación y te resulta difícil moverte, la natación puede ser una gran opción para ti. Trabajas todos tus músculos mientras tomas más oxígeno para llegar a tu torrente sanguíneo. También mejora la flexibilidad de las articulaciones. Incluso si decides hacer ejercicios aeróbicos simples en el agua, la simple resistencia de tu movimiento en el agua es un buen equilibrio entre el fortalecimiento de tus músculos y la menor tensión en tus articulaciones.

Cuando se elige una rutina, lo mejor es equilibrarla entre dos días de entrenamiento con pesas y cinco días de ejercicios aeróbicos como correr, caminar o usar la máquina elíptica. Con esta combinación, podrás ejercer la menor cantidad de tensión y esfuerzo en el cuerpo mientras reduces tus niveles de inflamación (Matthews, 2016).

No todos los ejercicios son iguales, ya que algunos están hechos para atletas que buscan aumentar el volumen de sus músculos. Mientras se trabaja en los problemas de inflamación, es mejor abstenerse de hacer ejercicios que puedan llevar al cuerpo a un nivel demasiado alto. Si esto es algo que deseas hacer, es mejor superar el reto de controlar tus niveles de inflamación. Entonces estarás en una mejor posición para hacer estos tipos de ejercicios más pesados.

Los ejercicios que hay que evitar en la dieta antiinflamatoria son:

Levantamiento y entrenamiento con pesas pesadas

CrossFit

Maratones

Ciclismo

Es importante que también escuches a tu cuerpo durante tu rutina de ejercicios. Si te das cuenta de que estás haciendo demasiado ejercicio, reduce el ritmo o tómate un descanso. Esto es especialmente importante cuando se está empezando una nueva rutina porque es probable que se estén utilizando músculos que no se han usado con frecuencia. Acumular lentamente el tiempo y el ritmo de tus ejercicios te ayudará a mantenerte en el camino y a obtener el máximo beneficio de tu rutina de ejercicios. Si se somete al cuerpo a un esfuerzo excesivo, se producirá una mayor inflamación en lugar de reducir los niveles.

Recuerda, no es una carrera. Simplemente te estás moviendo para poder elevar el nivel de tu corazón. Dado que cada persona tiene un cuerpo y una rutina de ejercicios diferentes, depende del individuo el nivel de movimiento y actividad que es capaz de realizar sin causar tensión. No sientas que no estás logrando tus objetivos porque tu cuerpo se está tomando el tiempo para acumular fuerza.

Está tomando buenas medidas para mejorar. La inflamación no se produjo de la noche a la mañana para causarte problemas, y te llevará paciencia y tiempo para que puedas controlarlo.

Resumen del capítulo

• Una combinación de ejercicio aeróbico y entrenamiento de resistencia es clave para reducir los síntomas de la inflamación. Tú quieres realizar ejercicios aeróbicos como caminar o andar en bicicleta cinco veces a la semana mientras trabajas con tus pesas los otros dos días de la semana.

• El yoga es un excelente ejercicio de bajo impacto que funciona para estirar los músculos y a la vez calmar la mente. Es un fantástico aliviador de estrés y te ayudará a combatir la inflamación en varios niveles.

• Mantener un buen equilibrio en tu rutina de ejercicios te traerá el mayor éxito. No te esfuerces por convertirte en un atleta estrella. Necesitas escuchar a tu cuerpo y saber cuándo te estás ejercitando demasiado y causándote más inflamación en el cuerpo. Mantén la rutina entre diez y veinte minutos.

Palabras finales

Espero que hayas podido encontrar la respuesta a todas tus preguntas y curiosidades en este libro. Ahora que has comprendido mejor cómo la dieta antiinflamatoria puede ayudarte en todos los aspectos de la vida, ¡Es el momento de empezar! Con toda la información que tienes, estás en camino de lograr los objetivos de vivir una vida libre de síntomas de inflamación. También tienes un mejor arsenal para luchar contra cualquier otra enfermedad o dolencia que estés experimentando. Tener más confianza en que no es así como tu vida necesita ser para siempre es liberador.

Recuerda escuchar al cuerpo durante este proceso mientras cambias el estilo de vida a través de simples ejercicios, alimentos curativos y, en general, amando tu cuerpo cada vez más. Hay un fino equilibrio donde puedes crear más inflamación si continúas dejando un aspecto fuera de la dieta. Por ejemplo, si sigues la rutina de dieta y ejercicio, pero no estás durmiendo lo suficiente o tienes un trabajo muy estresante, esto te hará retroceder. Analizar detenidamente la causa de tus problemas personales te ayudará a saber qué debe cambiar y qué te estaba funcionando antes. Con este conocimiento, deberías ser capaz de ver más claramente lo que necesitas cambiar en tu vida para que puedas tener éxito con tus objetivos.

Sé que puedes hacerlo porque he ayudado a muchos otros como tú a vivir la vida que siempre soñaron, viviendo una vida sin síntomas debilitantes de inflamación. Estoy seguro de que eres capaz de alcanzar tus objetivos siguiendo estos simples pasos. Sé que será más difícil para algunos de ustedes, pero sé que los resultados son reales. No hay razón por la que no puedan unirse a aquellos que han tenido éxito en disminuir o incluso eliminar sus síntomas por completo.

Es un momento mágico cuando encuentras el éxito en una nueva empresa. Se necesita una determinación y una fuerza de voluntad que tal vez no hayas tenido antes. Pero sé que puedes hacerlo. No sientas la presión de saltar todo el camino si descubres que necesitas dar pasos de bebé. Eso también está bien. Pero siento que una vez que empieces a ver los resultados en cómo te sientes cuando te despiertas por la mañana, te sentirás más impulsado a seguir este estilo de vida para que puedas vivir una vida libre de inflamaciones crónicas.

Te deseo la mejor de las suertes, y estoy orgulloso de que hayas decidido hacer este cambio en tu vida. Sé que no te arrepentirás.

Dieta Basada en Plantas para Principiantes

La Guía Definitiva de Dieta con Beneficios Comprobados para la Salud y Potenciación de la Pérdida de Peso para Hombres y Mujeres Cambiando a un Estilo de Vida Vegetal y Vegano

Bobby Murray

Tabla de Contenidos

Dieta Basada en Plantas para Principiantes

Introducción

Dado que las enfermedades producto del estilo de vida se vuelven más comunes, necesitamos una dieta adecuada y una buena nutrición. La desnutrición es el principal contribuyente a las enfermedades crónicas prevenibles (Centro de Control de Enfermedades, 2015). De hecho, un estudio realizado en 2017 reveló que una dieta deficiente es causante de una de cada cinco muertes de adultos en todo el mundo (El Diario de la Ciencia, 2019). Alimentos no saludables causan obesidad, diabetes, algunos tipos de cánceres, enfermedades cardíacas, entre otras. Es lamentable ver a las personas comerse a sí mismas hasta la muerte.

La Organización Mundial de la Salud estima que la obesidad se ha triplicado a lo largo de las tres últimas décadas. Esto ha llevado a un incremento en las enfermedades asociadas. Las dos más frecuentes son la diabetes y las afecciones cardíacas. Globalmente el 39% de los adultos se encuentran actualmente con sobrepeso y otro abrumante 17% son obesos. En Estados Unidos 69% de los adultos y el 19% de los niños por debajo de los 19 años tienen sobrepeso. La Organización Mundial de la Salud sostiene que estos números continuarán en incremento en el tiempo si las personas no cambian (Organización Mundial de la Salud).

Afortunadamente, más personas se están dando cuenta de los efectos negativos de una nutrición deficiente. Un gran número continúa eligiendo opciones de dietas más saludables. La Dieta Basada en Plantas es una de las más preferidas entre las dietas saludables. Esto es particularmente cierto entre la gente joven. El Guardián mostró un incremento del 350% en Reino Unido de personas optando por una Dieta Basada en Plantas desde 2006 (EL Guardián, 2016). La mayoría de estas personas han optado por el veganismo.

Esta tendencia es muy prometedora y los nutricionistas quieren promover este estilo de vida alrededor del mundo. Tu eres capaz de consumir alimentos más completos lo que significa que obtendrás nutrientes esenciales que tu cuerpo necesita mientras fortaleces tu sistema inmune que peleará contra enfermedades y dolencias. Además, descubrirás que estás más satisfecho después de cada comida y con más energía. Como resultado, tu metabolismo comenzará a trabajar adecuadamente y será capaz de quemar kilos extra en tu cuerpo.

Cuando termines este libro sabrás cómo empezar hoy con este plan y estilo de vida de alimentación saludable. En adhesión sabrás cómo empezar un programa de ejercicios para complementarlo para alcanzar tus objetivos personales de salud. Saber qué comer y por qué ayudará a tener un mejor entendimiento de por qué la alimentación de la Dieta Basada en Plantas es beneficiosa para tu salud física y mental. Así que comencemos.

Capítulo Uno: ¿Qué es la Dieta Basada en Plantas?

Seguir una dieta basada en plantas no es sólo un plan de alimentación sino un completo estilo de vida. En vez de consumir carne, los adeptos tienen una dieta centrada en cereales y granos enteros, ácidos grasos omega-3, vegetales, frutas y frutas secas. Cuando planeas correctamente tu aventura en la dieta basada en plantas, lograrás consumir la mayoría de los nutrientes requeridos a diario.

Hay un concepto erróneo de que la dieta basada en plantas es un plan de alimentación vegetariano. De hecho, dieta basada en plantas, es un término general para muchos tipos de sistemas de alimentación vegetarianos y veganos. Cada uno tiene sus propios alimentos particulares que se utilizan con diferentes propósitos. Algunos creen que deberían ser únicamente veganos y no consumir ningún producto animal. Otros creen que vale la pena incluir algunos productos lácteos y huevos.

Sin importar tu sistema de creencias y preferencias sobre qué consumir, la dieta basada en plantas estará mayormente compuesta de vegetales y frutas dejando por fuera de tus comidas y colaciones todos los alimentos procesados. Esta forma de alimentación te ayudará a disfrutar de una buena salud en general. Observando las ventajas y desventajas de la eliminación de los grupos de alimentos completos, serás capaz de tomar la decisión personal sobre qué tipo de plan de alimentación basada en plantas seguirás.

Seguir este plan, también te hará más consciente sobre qué alimentos estás poniendo en tu cuerpo y de dónde vienen. Lo ideal será que ingieras alimentos no modificados genéticamente y orgánicos. La menor cantidad de productos químicos utilizados en la producción de tus alimentos es la clave.

El medio ambiente es generalmente un punto central para seguir una dieta basada en plantas. Existe la preocupación de ayudar a los animales del mundo deteniendo la compra de productos animales debido al mal trato que estos animales reciben en las granjas que no tienen el concepto de tratarlos con respeto. Otros desean apoyar a los granjeros locales siendo conscientes de a dónde va su dinero para generar un impacto más grande sobre la gente real en lugar de en las grandes corporaciones.

Una alimentación más consciente te ayudará a tener una mejor y más profunda relación con la comida en tu vida. Dado que este es un gran problema para aquellos que usan la comida como un sistema de recompensa o confort en vez de verla como una sustancia que proveemos a nuestros cuerpos. Seguir una dieta basada en plantas coopera a apreciar la vida útil completa que tu comida ha experimentado para llegar a tu plato cada día. Esta es una diferencia que en perspectiva colabora a crear hábitos más saludables para el futuro.

Resumen del Capítulo
  ❖ Llevar una dieta a base de plantas es como suena al decir que consiste fundamentalmente en vegetales y frutas. Se divide en comida vegetariana y vegana con subcategorías de vegetarianismo.

* Los alimentos procesados y envasados serán eliminados, al igual que los azúcares añadidos, las grasas trans y el exceso de sal. Sustituyendo con las opciones de alimentos integrales saludables en su lugar, descubrirás muchos de los beneficios que vienen de recibir suficientes nutrientes esenciales en los alimentos que consumes.

* Algunas personas eligen seguir un plan de alimentación basado en plantas sólo por los beneficios para la salud. De todas maneras, existen aquellos que consumen vegetales para ayudar al medioambiente no consumiendo animales ni sus productos derivados. Esto los lleva a tener una mayor conexión dentro y fuera de ellos mismos de una manera positiva.

En el próximo capítulo aprenderás acerca de los pros y contras de seguir un plan de dieta basada en plantas.

Capítulo Dos: Ventajas y Desventajas de la Dieta Basada en Plantas

La creencia de que la dieta basada en plantas es costosa es uno de los mitos más comunes que generan un impacto negativo en la gente que desea probar la dieta. Una dieta basada en plantas no es una dieta de moda donde la gente gaste cientos en volverse "saludable". Todo lo basado en plantas es natural. Una comida será probablemente menos costosa que una comida procesada.

Además del hecho que una dieta basada en plantas es rica en fibras lo que implica que te sentirás satisfecho por más tiempo. Lo que se traslada a comer menos y por ende generar menos costo. Por ejemplo, cuando consumes pan y té por la mañana, tal vez sientas apetito por una colación después de un par de horas. El drástico ascenso y descenso en los niveles de azúcar te deja hambriento y debes comer. Una dieta basada en plantas te deja más satisfecho lo que implica más tiempo entre comidas. Mientras hablamos de gastos, consideremos los efectos a largo plazo que tienen las dietas. Una dieta basada en plantas disminuye la probabilidad de enfermedades por estilo de vida negligente. Es mejor prevenir que se desarrollen en primer lugar, lo que también es un ahorro de dinero. Otras ventajas son:

Costos reducidos en atención médica

Los problemas de salud pueden crear una carga financiera debido al aumento de los costos en tratamientos médicos. Algunas personas incluso terminan en bancarrota después de un tratamiento. Algunas condiciones médicas no pueden ser revertidas, llevando al uso continuo de medicación. Por ejemplo, los diabéticos necesitan dosis diarias de insulina para estabilizar los niveles de glucosa en su sangre.

Costos reducidos en alimentos

En promedio, una dieta basada en plantas es más económica que cualquier otra dieta. Los ingredientes que componen una dieta basada en plantas cuestan menos que los productos derivados de animales. En adhesión, la variedad de opciones puede ser más llenadora. Comerás menos y gastarás menos en alimentos.

De acuerdo con *Thinkmoney*, una dieta basada en derivados de animales es costosa en todo el mundo (Larbi, 2019). Un estudio reciente ha descubierto que la gente que adopta una dieta vegetariana adopta en promedio de $750 dólares al año en comestibles comparado con la gente que come carne. En el estudio, los investigadores reunieron dos planes de comida de siete días, uno que incluía carne y otro que la excluía. Encontraron que los artículos del plan de la carne eran, en promedio, más caros (Flynn & Schiff, 2015). Esto pone fin al mito de que las dietas saludables cuestan más.

Deficiencia de B12

La vitamina B12 también se conoce como cobalamina. Es uno de los nutrientes más importantes para el cuerpo. La deficiencia usualmente se debe a la mala absorción de la misma. Desafortunadamente, las personas que consumen una dieta basada en plantas son propensas a desarrollarla.

La vitamina B12 está generalmente involucrada en procesos vitales del cuerpo. Por ejemplo, la transferencia de metilo, la síntesis de mielina, el metabolismo de los ácidos nucleicos y la reparación del cuerpo. Todos son necesarios para los glóbulos rojos y las funciones neuronales normales. Lamentablemente, los productos animales, son la mayor fuente de B12 dejando a la dieta basada en plantas en vulnerabilidad. La carne vacuna, el cerdo, los productos lácteos y los huevos de ave contienen B12.

Una vez que hagas la transición a una dieta basada en plantas necesitarás tener esta deficiencia en mente.

Ictericia / Piel pálida

Las personas con deficiencia de vitamina B12 tienen una ligera coloración amarilla o palidez en la piel. Esto es ictericia. Esto ocurre usualmente cuando la producción de glóbulos rojos se ralentiza. La vitamina B12 cumple un rol vital en la producción del DNA requerido para generar glóbulos rojos. Una deficiencia, por consiguiente, causa instrucciones incompletas y las células de la sangre no se pueden dividir. Como resultado, son muy pocas las células sanguíneas circulando en el cuerpo.

Debilidad y Fatiga

Los glóbulos rojos son responsables de transportar oxígeno a través del cuerpo. Cuando el cuerpo tiene muy pocas de estas células, quiere decir que no hay suficiente oxígeno moviéndose a lo largo del cuerpo. Normalmente el oxígeno se combina con los alimentos consumidos para generar ATP que es energía. Cuanto más bajas sean las cantidades de ATP producidas, más baja es la energía que probablemente tendrás. Por lo tanto, serás testigo de más fatiga y debilidad.

Sensaciones de alfileres y agujas

Este es el signo más revelador de que tienes una deficiencia de vitamina B12. También es uno de los signos más a largo plazo asociados con el daño nervioso. Esto se presenta como una sensación de hormigueo. Sentirás como si un millón de agujas diminutas estuvieran apuñalando tus dedos. El daño nervioso suele presentarse con el tiempo, y se debe a la falta de mielina. Normalmente, la mielina rodea los nervios para protegerlos y aislarlos. Con un bajo nivel de B12, la producción de mielina sufre y el sistema nervioso no puede funcionar correctamente. El pobre aislamiento de los nervios causa entonces un aumento de la sensibilidad. Esto se presenta como la sensación de pinchazo.

Cambios de movilidad

Cualquier daño a las terminaciones nerviosas es muy retrospectivo a largo plazo. Si no se trata, el daño puede ser tan severo que cambia la forma en la que te mueves y caminas. Las personas con una deficiencia de B12 prolongada reportan falta de equilibrio y coordinación. Esto los hace más propensos a problemas como las caídas. Los cambios en la movilidad pueden ser uno de los últimos síntomas que una persona probablemente presencie. No dejes que llegue a este punto. Te arriesgarías a sufrir daños graves. Si sucede, busca atención médica inmediata.

Agitación y mareos

La deficiencia de B12 puede dejarte un poco anémico. El resultado es la falta de aliento y los mareos. Debes tener en cuenta que la anemia es muy seria, y nunca debes ignorar tales signos. La atención médica es de suma necesidad en ese momento.

Una dieta basada en plantas y vitamina B12

Desafortunadamente, las plantas no producen vitamina B12. Los únicos alimentos que contienen el compuesto son la carne, los huevos y las aves. Por lo tanto, no hay manera de que los estrictos seguidores de la dieta basada en plantas obtengan los nutrientes vitales de cualquier alimento consumido. Pero algunos eligen integrar los huevos en su plan de alimentación para poder obtener esta vitamina esencial.

Si eliges no incluir huevos, debes tener en cuenta al pasar a esta dieta que tienes sólo un par de fuentes de B12. Esto es más cierto para los veganos. Entonces, necesitas complementar tu dieta con píldoras de vitamina B12 en altas dosis. Puedes decidir entre tomar pastillas diarias, que tienes que tomar todos los días o inyecciones semanales en tu hospital local. La mayoría de la gente prefiere tomar pastillas, que se pueden comprar en cualquier farmacia.

Resumen del Capítulo

- ❖ Se cree que una dieta basada en plantas es más cara que la dieta tradicional occidental. Sin embargo, esto no podría estar más alejado de la realidad. Ya que al recortar la carne y los productos procesados,ahorrarás dinero. Además reducirás costos de cuidado médico.
- ❖ La vitamina B12 es un nutriente muy importante, responsable de generar suficiente energía para que el cuerpo funcione correctamente y es una preocupación para aquellos que siguen un estricto plan de alimentación a base de plantas como el que los veganos siguen. Debido a la falta de esta vitamina esencial, muchos tomarán suplementos para

asegurarse de que están recibiendo la cantidad correcta a diario.

❖ Una forma de recibir tus vitaminas B es a través de incluir huevo. Algunos que siguen el plan de alimentación basado en plantas deciden comer huevos de gallina que son de un ambiente libre de jaulas, así como de aves de corral que están libres de antibióticos.

En el siguiente capítulo, aprenderás sobre los beneficios para la salud que probablemente obtendrás mientras sigas el plan de dieta basada en plantas.

Capítulo Tres: Beneficios para la Salud de la Dieta Basada en Plantas

Consumir más alimentos integrales es ideal para tu salud en general. Pero, ¿cómo es que seguir este plan de alimentación es específicamente beneficioso para tu cuerpo? Exploremos los fantásticos beneficios que se pueden obtener al seguir una dieta basada en plantas.

Menor incidencia de la presión sanguínea

Una dieta basada en plantas es rica en potasio y vitamina B6. Ambos se producen con una presión arterial estable. Los granos integrales, los vegetales y las frutas, las semillas y las frutas secas contienen mucho potasio y vitamina B6. Notablemente, la carne animal tiene poco o nada de potasio. Así, las personas que consumen muy pocas plantas experimentan presión arterial alta y colesterol.

Reducir el colesterol

Las plantas no contienen nada de colesterol. Ninguna planta tiene ningún contenido de colesterol. Incluso las fuentes saturadas como el cacao y el coco no tienen colesterol. Los veganos se dan cuenta de este beneficio más que los vegetarianos considerando los siguientes hechos:

- ❖ Un huevo tiene el doble de colesterol que una hamburguesa de comida rápida. Entonces, los lacto-ovo vegetarianos siguen consumiendo mucho colesterol a través de los huevos.

- ❖ Los productos lácteos como el queso, la leche, la crema batida y la mantequilla tienen colesterol. Por lo que, la mayoría de los vegetarianos que los consumen todavía están expuestos al colesterol.

❖ Si eres vegetariano, ten cuidado con el colesterol en las aves, los huevos y los productos lácteos. Sería prudente reducir la ingesta tanto como sea posible.

Incremento de la energía

Las plantas contienen muchos minerales y vitaminas que son excelentes para la energía. Cuando alimentamos nuestro cuerpo con alimentos nutritivos, estimulamos la glándula tiroides. Esto favorece el metabolismo de la energía. La función de la glándula tiroides es regular:

❖ Respiración
❖ Metabolismo
❖ Peso corporal
❖ La temperatura del cuerpo
❖ Ritmo cardíaco

Cuando necesitas más energía, tu glándula tiroides responde produciendo hormonas T3 y T4. Ambas controlan la producción de energía. Así, una glándula tiroidea saludable te mantendrá con energía a lo largo del día. Para una mejor función de la tiroides, incluye verduras de hoja. Estas son ricas en magnesio, selenio, yodo, antioxidantes, maca y potasio.

Se sabe que una dieta deficiente da lugar a condiciones como el hipertiroidismo. La condición causa la liberación de una cantidad anormalmente alta de hormona tiroidea. Esto resulta en latidos rápidos del corazón, fatiga extrema y baja energía en general. Un estudio realizado por nutricionistas mostró un aumento del 52% en la función normal de la tiroides entre las personas con dietas basadas en plantas (Comité de Médicos para una Medicina Responsable, 2015).

Debes tener en cuenta que cuando se consumen alimentos a base de plantas por la noche requerirán de una cantidad suficiente de vitamina B6. Esta vitamina es imprescindible para la relajación y el descanso. El resultado es un sistema nervioso bien regulado. Cuando descansas adecuadamente por la noche, es probable que te sientas con mucha más energía al día siguiente.

Piel, uñas y cabello sanos

La piel es el órgano más grande del cuerpo. No hace falta decir que debería ser uno de los órganos más protegidos del cuerpo humano. Lo que ponemos en nuestros cuerpos siempre se mostrará en el exterior. Algunas de las razones clave por las que una dieta basada en plantas tiene un efecto positivo en la piel son:

❖ La dieta, en particular las frutas y verduras tienen un contenido de agua muy alto. Una mayor ingesta significa una piel más hidratada, haciéndola más flexible y saludable.

❖ Una dieta basada en plantas es rica en antioxidantes. Los antioxidantes trabajan eliminando los radicales libres del cuerpo, que luego reducen la inflamación. La mayoría de las condiciones de la piel como el acné y el eczema son el resultado de la inflamación. Reducir la inflamación brinda una piel más clara y saludable.

❖ La mayoría de los frutos secos y semillas contienen ácidos grasos Omega-3 que ayudan a promover la salud de las células. De hecho, todas las células del cuerpo humano requieren omega 3 para funcionar. El Omega 3 ayuda a controlar la inflamación y protege la membrana celular. Así, la piel, como todos los demás órganos, será más saludable (Mischoulon, 2018).

Incremento de la función cognitiva

Una dieta basada en plantas ayuda a reducir el declive y el deterioro cognitivo. Al igual que con las enfermedades causadas por el estilo de vida, ha habido un incremento gradual de las alteraciones cognitivas. Estas incluyen el Alzheimer y la demencia a lo largo de los años. El Centro para el Control de Enfermedades estima que el número se triplicará en las próximas décadas (Centro para el Control de Enfermedades, 2019).

Actualmente, los desórdenes en la salud mental afectan a más de 5 millones de estadounidenses. Los expertos afirman que la dieta, las drogas y el alcohol son los culpables. Las dietas no saludables causan inflamación de las membranas celulares del cerebro. Esto resulta en el avance de las enfermedades. Una dieta basada en plantas ayuda a reducir las alteraciones neurológicas de las siguientes maneras:

Reducción de la inflamación neurológica

Los radicales libres, que sólo los antioxidantes pueden anular, causan inflamación. Los radicales libres son muy destructivos, causando una severa inflamación de la membrana cerebral. El resultado son alteraciones y desórdenes neurológicos como:

- ❖ Alzheimer
- ❖ Parkinson
- ❖ Demencia
- ❖ ADHD
- ❖ Depresión y ansiedad

Una dieta rica en antioxidantes resulta en la neutralización efectiva de los radicales libres. Con la reducción de la inflamación, es probable que te sientas más fuerte y las posibilidades de desarrollar condiciones neurológicas son muy escasas.

Biogénesis mitocondrial

Las mitocondrias son orgánulos celulares responsables de la producción de energía. La producción de energía tiene lugar a través de un proceso conocido como fosforilación oxidativa. Esto ocurre cuando el oxígeno y los nutrientes se combinan. En algunos casos, las mitocondrias defectuosas inhiben la capacidad de producir ATP. En tal caso, los radicales libres del cuerpo aumentan, produciendo enfermedades neurodegenerativas.

Una dieta basada en plantas facilita la biogénesis mitocondrial, la creación de mitocondrias saludables. Con el aumento de las mitocondrias saludables, hay una menor producción de radicales libres.

Beneficios del Omega 3

El cerebro está compuesto por millones de células que tienen bloques de construcción muy específicos. Los ácidos grasos están entre los bloques de construcción fundamentales que se encuentran en el Omega 3. Los ácidos grasos ayudan a mejorar la función cerebral aumentando la fluidez de las membranas celulares. La fluidez ayuda en el desarrollo y la retención de la memoria. Eso es imperativo para el aprendizaje y la prevención de enfermedades como la demencia.

Lo más importante es que las grasas ayudan al desarrollo de la hormona de crecimiento del cerebro conocida como BDNF. Esta hormona ayuda a promover la regeneración celular en el cerebro, haciéndolo más saludable. Su predisposición al trastorno por déficit de atención e hiperactividad, la depresión y los trastornos bipolares disminuirá.

Resumen del Capítulo

❖ El aumento de las cantidades de energía es un beneficio común que muchos disfrutan. Esto se debe a que el cuerpo obtiene todos los nutrientes que requiere para trabajar a niveles óptimos. También ayuda a que todas las funciones corporales, como la eliminación de desechos y toxinas y la quema de grasas, sean más eficientes, lo que ayuda a sentir la energía más rápidamente.

❖ Puedes reducir el riesgo de padecer alteraciones cognitivas como el trastorno por déficit de atención e hiperactividad y la enfermedad de Alzheimer mediante una dieta basada en plantas. Esto se debe a que los ácidos grasos omega-3 son un punto central en el mejoramiento de la salud del cerebro.

❖ Tu presión sanguínea mejorará comiendo más frutas y verduras en lugar de carne. Esto causa un efecto dominó porque verás en las lecturas de colesterol y presión sanguínea que bajan mientras que también se reduce el riesgo de sufrir un derrame cerebral o una enfermedad cardíaca.

En el siguiente capítulo, aprenderás cómo puedes perder peso mientras utilizas el plan de dieta basado en plantas.

Capítulo Cuatro: Dieta Basada en Plantas para la Pérdida de Peso

La ciencia de la pérdida de peso es muy simple. Necesitas usar más calorías de las que consumes. Asumiendo que eres constante, pasarte a una dieta basada en plantas, te ayudará a perder peso. Esto se debe a los siguientes hechos:

❖ Una dieta basada en plantas tiene un muy alto contenido de fibra. La fibra es muy llenadora. Esto significa que terminarás comiendo menos y permanecerás más tiempo satisfecho. Como resultado, la ingesta de calorías disminuirá. El cuerpo entonces comenzará a quemar más grasa corporal para compensar la deficiencia de energía.

❖ Una dieta basada en plantas contiene carbohidratos complejos. Los carbohidratos complejos suelen ser absorbidos mucho más lentamente por el torrente sanguíneo en comparación con los carbohidratos simples. Como resultado, es probable que estés más satisfecho durante más tiempo, evitando el consumo excesivo de calorías. Además, como la glucosa se absorbe lentamente, no se almacena tan a menudo como lo haría una comida de carbohidratos simples.

❖ La dieta es rica en minerales y nutrientes. Estos nutrientes ayudan a mejorar la diversidad de las bacterias intestinales. La diversidad tiene un efecto directo en la pérdida de peso de las siguientes maneras:

Algunas bacterias intestinales producen sustancias químicas que influyen en la producción de hormonas. Cuando comes, el cuerpo produce diferentes hormonas que afectan a tu apetito. Algunas de estas hormonas incluyen la leptina, la grelina y el péptido. Cuanto más y más rápido se produzcan estas hormonas, más rápido y lleno te sentirás. En última instancia, comer menos resultará en una pérdida de peso. Cuando comes alimentos con alto contenido de fibra, las bacterias intestinales liberan ácidos grasos de cadena corta. Estas sustancias químicas desencadenan la liberación de hormonas del apetito, lo que hace que te llenes más rápido.

Existen bacterias intestinales buenas y bacterias intestinales malas. Una dieta adecuada destruye las bacterias intestinales malas e incrementa las buenas. Algunas bacterias malas causan inflamación. La inflamación provoca la liberación de químicos como el lipopolisacárido. A menudo se asocia con problemas como la resistencia a la insulina. Esta resistencia da lugar al aumento de peso. Más bacterias buenas promueven la pérdida de peso.

Las bacterias intestinales afectan la absorción de nutrientes y el almacenamiento de energía en el cuerpo. Cuando se tiene diversidad, hay una menor disposición de grasa en las células del cuerpo. Pocas bacterias resultan en una conversión más rápida de la grasa en glucosa. Esto resulta en aumento de peso.

Las personas en una dieta basada en plantas ingieren menos calorías totales que las que consumen carne. La ingesta calórica diaria es el determinante más importante en la pérdida de peso. Las personas con sobrepeso tienen menos bacterias intestinales en comparación con las personas más sanas. Comer alimentos nutritivos ayuda a promover la diversidad bacteriana (Davis, 2016).

Con la pérdida de peso y el control del peso, la prevalencia de las enfermedades del estilo de vida disminuye. Por lo tanto, también será menos susceptible a la diabetes, las enfermedades cardiovasculares y los cánceres relacionados con el peso. La mejor manera de lograrlo es integrar el movimiento y el ejercicio en tu rutina diaria. En el capítulo 7 encontrarás más información sobre ejercicios específicos para realizar.

Resumen del Capítulo

❖ Los alimentos que consumas estarán llenos de fibra. Esto no sólo ayuda a tu sistema digestivo a trabajar de forma adecuada y eficiente, sino que también te ayuda a perder las libras que has estado necesitando perder.

❖ Los carbohidratos simples que se encuentran en los alimentos procesados van a ser reemplazados por carbohidratos complejos. Se descomponen en el sistema a un ritmo mucho más lento por lo que no vas a sentir dolores por hambre tan rápidamente como probablemente lo hacías antes. Esto te llevará a comer menos.

❖ Al mejorar la salud del intestino e incrementar la cantidad de bacterias intestinales sanas, ayudarás a tu sistema digestivo a absorber los nutrientes de manera más eficiente. Esto colabora a que todos los procesos de tus órganos trabajen al unísono, eliminando los desechos innecesarios, mientras que haces de tu cuerpo una máquina de quemar grasa.

En el próximo capítulo, aprenderás sobre los alimentos que comerás mientras sigues el plan de alimentación basado en plantas.

Capítulo Cinco: Principales Categorías de Alimentos de una Dieta Basada en Plantas

Tal vez pienses que una vez que hayas eliminado los alimentos procesados y la carne de tu menú, queda poco para consumir en tu dieta diaria. En realidad, hay una amplia variedad de alimentos integrales que puedes disfrutar en muchas deliciosas maneras. Incluso hay algunos artículos de supermercado que simulan el gusto de la carne, huevos, queso y leche, lo que le colaborará a las personas a que la transición sea más sencilla e incorporar los nutrientes que el cuerpo necesita. Es una decisión personal si consumes estos alimentos.

Tendrás una relación diferente con la comida mientras observas de dónde vienen tus alimentos y cómo han sido producidos. Debes estar abierto de mente cuando se trata de ingredientes ya que tus papilas gustativas cambiarán mientras más tiempo pases en una dieta basada en plantas y los alimentos que antes no te apetecían, ahora pueden convertirse en tu nuevo bocadillo favorito.

Las guías útiles de los alimentos que puedes consumir en el plan de dieta basado en plantas son:

- **Todas las frutas y vegetales:** No hay límites dentro de estos dos tipos de alimentos.
- **Legumbres y frijoles:** Esta lista incluye lentejas, garbanzos, humus y judías negras. Deberás asegurarte de que son bajos en sal.

- **Sustitución de lácteos:** Esto incluye lácteos de soja, almendra y coco.
- **Semillas y frutas secas:** Puedes disfrutar de mantequillas de maní o almendras, semillas de sésamo y de calabaza, nueces, castañas y almendras.
- **Carbohidratos:** Incluida la quinoa, el arroz integral, el pan y la pasta integrales, las patatas y las tortillas integrales.
- **Chocolate:** Esto te sacará una sonrisa. Mientras el chocolate sea al menos un 70% oscuro o contenga leche de arroz, soja o coco, eres libre de comer chocolate

Considerando que existe una amplia variedad de alimentos que puedes disfrutar en la dieta basada en plantas, este es un buen argumento para que probablemente no te aburras mientras lo integras como un estilo de vida completo. Es importante recalcar que si bien estos artículos están permitidos, querrás así y todo incorporar una dieta balanceada. No puedes alcanzar tus objetivos de peso solo comiendo frutas y verduras. El espectro completo de nutrientes debe ser incluído y disfrutado para que logres tus objetivos personales y ganar musculatura.

Dado que la alimentación a base de plantas incluye un bajo contenido de sodio, tendrás que mirar las etiquetas para determinar que las salsas y condimentos que empleados no tienen sal añadida, que estás consumiendo un artículo bajo en sodio o que incluye sal yodada. El contenido de sal puede acumularse fácilmente y causar daño en tu nuevo estilo de vida de consumo basado en plantas, haciendo que no pierdas peso con la misma eficacia con la que seguirás cargando o creando retención de líquidos.

Esto también aplica para los azúcares. Mientras los azúcares naturales son los mejores, asegúrate de recortar cualquier ingrediente con azúcar añadida y prestar atención a las etiquetas de los alimentos que compras. Esto ya debería ser una práctica, ya que algunos alimentos tienen subproductos animales incluidos para dar sabor.

Es un sistema muy sencillo que adoptar especialmente con la información nutricional que te guiará fácilmente para que tengas éxito en la pérdida de peso y en tus objetivos de salud. Lo más probable es que recuerdes estos artículos y también es una buena opción que recojas una copia gratis de recetas deliciosas en free.dietbalanced.com.

Así tienes una buena comprensión de qué alimentos se consideran integrales y procesados, los alimentos integrales comprenden cualquier alimento que esté en su forma natural con poco o ningún procesamiento. Los alimentos integrales también están libres de cualquier aditivo artificial. Cualquier alimento que entre en esta categoría se considera como una de las opciones más saludables. El hecho de que no se procesen significa que todos los nutrientes se conservan. Las frutas, las verduras, las nueces y los cereales entran en esta categoría.

Los alimentos no integrales comprenden todos los alimentos que han sido procesados. La mayoría de los alimentos procesados también están cargados de aditivos artificiales, azúcares y conservantes. La mayoría tienen uno o muchos nutrientes distorsionados durante el procesamiento. Por ejemplo, la harina de trigo envasada es un alimento no integral. Tiene azúcares, conservantes y minerales añadidos.

La mayoría de los ingredientes de una dieta basada en plantas son integrales. Para asegurarte de que se mantenga así, verifica que compras productos frescos y frutas. Evita sus contrapartes procesadas. Puedes estar seguro de que el maíz enlatado no es integral, sin importar el hecho de que el ingrediente principal sea el maíz. Por lo tanto, la alternativa más saludable sería comprar maíz en la mazorca.

Elegir opciones basadas en plantas cuando sales

Siempre que salgas, es importante que te vuelvas muy consciente de la comida que consumas. Esto asegura que no arruines tu dieta basada en plantas. Ten en cuenta que los restaurantes, como cualquier otro negocio, están más interesados en las ganancias. Por lo tanto, pueden usar algunos métodos inescrupulosos para engañar e intentar que los clientes compren más comida de sus menús.

Las comidas caseras son las mejores para cualquier dieta basada en plantas. Sin embargo, si decides salir, asegúrate de que el restaurante sea creíble. Algunos restaurantes sólo atienden a vegetarianos, veganos y consumidores de plantas, y es mejor ir a esos lugares.

La mayoría de los restaurantes creíbles que ofrecen una dieta basada en plantas te lo dirán de alguna manera. Los restaurantes a menudo usan tres abreviaturas para marcar los alimentos vegetales, V, VG y VE. Las tres pueden indicar vegetariano o vegano, y debes pedir ayuda a los camareros si no estás seguro. Algunos restaurantes usan VO para denotar "opción vegana" y otros usan VD, o, "Vegano Disponible".

Resumen del Capítulo

❖ Depende de tu preferencia si consumirás productos lácteos. Que puedes sustituir con leche de coco o de almendra en lugar de consumir leche de vaca. Algunas personas deciden incluirlos en la dieta basada en plantas por los nutrientes añadidos que contienen.

❖ También puedes elegir comer chocolate que no contenga productos lácteos. Además de que debe contener un mínimo del 70% de cacao. Esto te dará los tan necesitados antioxidantes que ayudan a eliminar los radicales libres de tu cuerpo.

❖ Comer afuera puede ser difícil si no se investiga con anticipación. Encuentra un restaurante vegetariano o vegano, ya sea a través de tus amigos, familia o de búsquedas en línea. Haz tu tarea sobre los menús para ver si se ajustan a tus necesidades antes de ir. De esta manera no necesitarás tanto tiempo para mirar el menú y hablar con el camarero cuando llegues.

En el próximo capítulo, aprenderás qué alimentos puedes consumir para obtener las proteínas que tanto necesitas en tus comidas.

Capítulo Seis: De Dónde Obtener Proteínas en una Dieta Basada en Plantas

La mayoría de la gente cree que la única fuente de proteína se encuentra en la carne. La mayoría de la gente siente que al abstenerse de consumir carne animal se producirá una deficiencia de proteínas, pero esto simplemente no es cierto.

La carne no es realmente la única fuente. La verdad es que casi todos los alimentos sin azúcar contienen algún nivel de proteína. La cantidad diaria recomendada de proteínas es de unos 0,8 gramos/kg de peso corporal. Eso es bastante alcanzable para las personas con una dieta basada en plantas. Sin embargo, hay formas de trabajar en el plan de alimentación para asegurarte de no tener problemas.

Desequilibrio proteico y cómo combatirlo

El desequilibrio proteico ocurre cuando no se pueden satisfacer las necesidades de proteínas del cuerpo. Al igual que las vitaminas y otros nutrientes, las proteínas son cruciales. Debes asegurarte de que tienes suficientes. Como sabes, las proteínas juegan un papel fundamental en tus músculos, piel, hormonas y enzimas. Básicamente, el compuesto es necesario en todos los tejidos de tu cuerpo. A medida que crecemos y nos desarrollamos, la proteína es de suma importancia.

La mayoría de los alimentos contienen proteínas. Aún así, existe la posibilidad de que algunas personas sean propensas a algunos niveles de deficiencia. Como todos sabemos la carne animal y los productos lácteos son la fuente más rica de proteínas. Retirarlos de tu dieta significa que necesitas contrarrestar el desequilibrio. Casi todos los seguidores de la dieta basada en plantas no tienen problemas en lograr este objetivo dado que existen muchas plantas ricas en proteínas. Sea como sea, hay algunas personas que lo padecen.

Cuando empiezas una dieta basada en plantas, debes prestar atención a lo que ingieres. Siempre es bueno ser lo que llamo " un comedor intencional". Planea tus comidas. Rastréalas. Sé consciente. Finalmente, que estar atento a los nutrientes que estás tomando.

¿Cuánta proteína necesito?

Las necesidades proteicas varían entre las diferentes personas. Muchos factores determinan cuánta proteína necesitan las personas:

- ❖ Masa muscular
- ❖ Actividad física
- ❖ Edad
- ❖ Peso corporal

Los expertos dicen que el peso corporal es lo que determina la necesidad proteica. La dosis diaria recomendada suele ser de 0,4 gramos de proteína por cada libra. Esto equivale a 0,8 gramos por kg de peso de una persona. Por ejemplo, si pesas 75 kg, tu consumo diario de proteínas debería ser de 66 gramos.

Ten en cuenta que este es el mínimo recomendado. Puedes consumir tanta proteína como desees, particularmente cuando estás haciendo ejercicio. Cuando estás en una dieta basada en plantas, algunas de las fuentes más ricas en proteínas incluyen:

Lentejas - Son conocidas como el perfecto sustituto de la carne desde tiempos inmemoriales. Este es el caso particular de cuando se quiere reemplazar la carne molida, sin perder el sabor. Las lentejas vienen en diferentes colores y texturas, y la mayor ventaja es que son baratas. Las lentejas verdes funcionan muy bien como carne picada en albóndigas. Las lentejas amarillas hacen sopas geniales. Luego están las lentejas rojas, geniales en pasteles y tacos. Intercambiar las lentejas entre las diferentes recetas debería ser divertido.

- **Garbanzos** - Esta legumbre es rica en proteínas y también proporciona el tan necesario folato y magnesio junto con otras vitaminas y minerales esenciales. Una porción te dará 3 gramos de proteína, la misma cantidad que los frijoles negros y las lentejas. Ayudan a mantener el azúcar en la sangre en niveles saludables y también ayudan a mantener el metabolismo elevado para quemar la grasa no deseada. Los garbanzos son también una proteína muy rentable para integrar en tu dieta basada en plantas y muy versátil para usar en recetas.
- **Guisantes verdes** - Ahora puedes entender por qué tu madre siempre quiso que comieras tus guisantes verdes ya que tienen 6 gramos de proteína por porción. Esto es muy relevante, y también son fuentes ricas en calcio, magnesio y potasio. La incorporación de este alimento en tu plan de alimentación te ayudará a obtener fácilmente las proteínas diarias que necesitas.
- **Tofu** - Es un gran sustituto para la mayoría de las carnes, incluyendo la de cerdo, pollo y ternera. También puedes usarlo como sustituto en las recetas de mariscos, y será igual de bueno. El tofu

es popular entre los asiáticos, y ha sido su alimento básico durante años. La planta sabe a carne, y todo lo que tienes que hacer es sustituir cualquier carne por ella en tus recetas populares. Es igualmente masticable y firme, lo que lo hace adecuado como alternativa. Todo lo que tienes que hacer es asegurarte de congelarla antes de preparar las comidas.

- **Seitán** – Como el tofu, el seitán tiene una textura parecida a la carne y puede ser sustituido en la mayoría de las recetas de carne. La única diferencia entre los dos es que el seitán tiene gluten. Por lo tanto, no es adecuado para las personas con intolerancia al gluten o sensibilidades. Si no tienes tal intolerancia, el seitán funciona muy bien para sustituir a la carne, considerando lo robusto que es.
- **Hongos** – Este es el favorito en la mayoría de los hogares veganos. Los hongos pueden sustituir a cualquier carne. El color, la textura y el sabor se asemejan a la carne, y se pueden usar en cualquier receta de carne. El hecho de que sean más saludables y llenadores los hace ideales para las comidas de pérdida de peso.
- **Proteína vegetal texturizada** – La proteína vegetal texturizada es una elección popular entre los veganos. Esto se debe particularmente a su característica de ser barata y fácil de usar. Puedes usar la proteína vegetal texturizada para casi todo. Como los ingredientes vienen en forma de gránulos o trozos, tiene una consistencia flexible al ser preparada.
- **Tempeh** – Este tiene una textura más firme que el tofu, la única otra diferencia es que es más granulado. Como está hecho de salsa de soja fermentada, no tienes que prensarlo para hacerlo

más firme. Todo lo que tienes que hacer es cortarlo en rodajas, molerlo y cocinarlo al vapor durante unos minutos. El resultado emula al pescado, por lo que es un gran sustituto para cualquier receta con pescado como ingrediente principal.

Obtener las proteínas recomendadas diariamente es muy fácil con una dieta basada en plantas. Apunta a consumir los alimentos mencionados, y no tendrás problemas.

Resumen del Capítulo

- ❖ Para calcular la cantidad de proteína que necesitas diariamente, debes tener en cuenta tu edad, peso, nivel de actividad y masa muscular actual. Necesitas multiplicar tu peso actual por 0,8 gramos por kilogramo para obtener el resultado. Si eres más activo, necesitarás comer más que este número ya que requerirás más energía.
- ❖ Un gran sustituto de la carne en las recetas es el seitán. Tiene la misma consistencia que la carne y brindará una amplia cantidad de proteínas. El único inconveniente es si eres sensible al gluten, ya que lo incluye.
- ❖ El tempeh se usa generalmente en lugar del pescado en las recetas. Es un poco más firme que el tofu, y a mucha gente le gusta su sabor. Se crea a partir de la salsa de soja fermentada y es encantador cuando se cocina al vapor. Disfruta de este alimento lleno de proteínas dos o tres veces a la semana

En el siguiente capítulo, aprenderás sobre los diferentes ejercicios que puedes realizar mientras sigues el estilo de vida de la dieta basada en plantas.

Capítulo Siete: Ejercicios de la Dieta Basada en Plantas

Moverse es el componente completo para vivir una vida saludable después de que empieces a hacer mejores elecciones de alimentos. Si has llevado una vida sedentaria, asegúrate de sentirte cómodo con esta parte del estilo de vida basado en las plantas y sigue escuchando a tu cuerpo para no presionarte demasiado. De lo contrario, harás más daño que bien. Pero procura moverte a lo largo del día más a menudo, y cada día te resultará más fácil.

Lo ideal sería hacer 30 minutos de ejercicio cada día y mezclarlo a lo largo de la semana entre 4 y 5 días de ejercicio aeróbico y 2 o 3 días de entrenamiento con pesas o resistencia. Hacer ambos tipos de ejercicio ayudará a que tu ritmo cardíaco aumente, lo que reduce la presión arterial y disminuye las toxinas y los desechos del torrente sanguíneo. También ayuda a tonificar tus músculos y a quemar grasa a medida que tu metabolismo comienza a funcionar correctamente.

Existen muchos tipos de ejercicios como caminar, correr, nadar, andar en bicicleta, yoga, tai chi y levantamiento de pesas. Aquí hay algunos ejemplos:

Caminar - Hacer una caminata rápida de diez a veinte minutos hará que tu corazón bombee sangre a través del cuerpo. Simplemente camina a un ritmo lo suficientemente rápido como para que estés cómodo y no te agites. Lo ideal es que camines a primera hora de la mañana, después de la cena o dividir el tiempo entre los dos. Haz lo que funcione mejor para tu estilo de vida porque el proceso no debe estresarte. Simplemente caminando, también reducirás peso y mejorarás tu salud cardíaca. Además, ayuda a que las articulaciones y músculos sean más fuertes.

Senderismo - Esta es una forma maravillosa de intensificar tu rutina de caminata porque saldrás al aire libre y disfrutarás de los alrededores. Lo óptimo es que tengas diferentes elevaciones para subir y bajar, lo que hará que trabajes diferentes músculos mientras te mueves por la naturaleza. Asimismo, es una buena forma de pasar tiempo con algunos amigos mientras haces que tus niveles de inflamación bajen. Además, es una gran manera de reducir tus niveles de estrés.

Yoga - Este tipo de ejercicio de bajo impacto es genial para jóvenes y adultos por igual. Estira los músculos, fortalece los huesos y permite que el oxígeno llegue a la corriente sanguínea, lo que aumenta el metabolismo. Hay algunas poses que son beneficiosas para ti y no necesitas ser un experto en yoga para practicarlas. Todo lo que necesitas es una simple esterilla de yoga que puedes comprar en línea o en tu tienda de salud local.

Máquina elíptica - Si tienes articulaciones rígidas, hacer tus ejercicios en una máquina elíptica tendrá el menor impacto, pero te dará el mismo entrenamiento que si estuvieras caminando, trotando o corriendo. El uso de esta máquina asegura que tus pies nunca tengan que levantarse de la máquina en comparación con caminar o correr al aire libre, donde tus pies dejan el suelo. Gracias a este movimiento fluido, se ejercerá menos presión sobre las articulaciones, y podrás conseguir músculos más tonificados.

Entrenamiento con pesas de mano - Hay algunos tipos diferentes de pesas ligeras que puedes usar para este tipo de ejercicio. Las tradicionales son pesas con mancuernas o velcro que se sujetan a la muñeca o a los tobillos y que vienen en varios tamaños, y se recomienda usar 5 kilogramos (10 libras) o menos. Cuando se está empezando a entrenar con pesas, se pueden utilizar mancuernas de 1 kilogramo (2 libras). El otro tipo se conoce con el nombre de "campana de caldera", y está diseñada para aquellos que ya tienen entrenamiento con pesas bajo el cinturón.

Andar en bicicleta - A veces es mejor moverse un poco más rápido, y ayuda a tener una mejor vista del vecindario. También es agradable tener una brisa en el rostro. Andar en bicicleta es una excelente manera de aumentar el ritmo cardíaco. También ayuda a usar los músculos del corazón, brazos y piernas, lo que beneficia en la flexibilidad, así como reduce la tasa de inflamación mientras el viento sopla en tu cara.

Trotar o Correr - Este es el siguiente paso después de caminar o ir de senderismo. Es cuando se va a un ritmo mucho más rápido, pero también hay que encontrar el equilibrio entre ejercer demasiada presión sobre el cuerpo y fortalecerlo. Cuando trotas o corres, debes mantener un ritmo en el que seas capaz de respirar sin esfuerzo. Además, puedes hacer este ejercicio en la máquina elíptica, lo que reduce el impacto en el cuerpo mientras obtienes los beneficios de esta rutina. Asegúrate de comprar calzado hecho para correr ya que tiene el soporte y los reductores de impacto para ayudarte en el entrenamiento.

Nadar – Esta rutina de ejercicios entrena todos los músculos mientras inhalas más oxígeno que llega al torrente sanguíneo. Mejora igualmente la flexibilidad de las articulaciones y expande la capacidad pulmonar. Incluso si decides hacer simples ejercicios aeróbicos en el agua, la simple resistencia del movimiento en el agua es un buen equilibrio entre el fortalecimiento de tus músculos y la menor tensión en tus articulaciones.

La clave es encontrar ejercicios que realmente disfrutes. De lo contrario, es menos probable que sigas con la rutina, y te estarás impidiendo alcanzar tus metas de salud de manera más eficiente. Lo mejor que puedes planear es realizar una rutina de ejercicios a la misma hora cada día para colaborar en la creación de un fantástico hábito para el futuro. ¡Disfruta!

Resumen del Capítulo

❖ Es importante mantenerse en movimiento por lo menos media o una hora cada día. Ya que colabora con la oxigenación de la sangre y la eliminación de desechos y toxinas. Además, contribuye al fortalecimiento del sistema inmune y al desarrollo de tu metabolismo para quemar más grasa.

❖ Al principio, no debe ser agotador si no has entrenado nunca antes. Simplemente realizar una caminata enérgica ya sea apenas despiertas por la mañana o después de la cena lo que tendrá un efecto positivo. Salir de la casa a tomar aire fresco y algo de vitamina D de la luz del sol también es muy beneficioso

❖ Construir el gran hábito de ejercitarse todos los días establece un cierto marco de tiempo en el ejercicio diario. Lo que preparará a tu cuerpo para el movimiento alrededor de ese horario y empezarás a esperar este momento porque comienzas a ver los beneficios físicos y mentales de tu tiempo de entrenamiento.

En el siguiente capítulo aprenderás las diferencias entre los tipos de planes de alimentación de la dieta basada en plantas.

Capítulo Ocho: Dieta Basada en Plantas versus Dieta Vegana y Vegetariana

Los términos vegano y vegetariano son usados indistintamente por muchas personas. Aun así, pocos pueden articular las diferencias, ya que los dos son bastante similares. ¿Sabes que todos los pulgares se consideran dedos mientras que no todos los dedos se consideran pulgares? Esta es la analogía perfecta para representar las diferencias entre una dieta vegetariana y una vegana. Todos los veganos son vegetarianos, pero no todos los vegetarianos son veganos. El veganismo y las preferencias alimenticias de los vegetarianos son parte de la dieta basada en plantas. Todos se inclinan por consumir más plantas y menos, si es que hay, animales o productos animales.

El término "basado en plantas" tiene diferentes significados para diferentes personas. Para algunos, significa intensificar la ingesta de verduras y frutas. Para otros, significa cambiar completamente a los alimentos de origen vegetal. La mayoría de la gente elige cambiar por completo, lo que los hace vegetarianos. Si estás aquí, depende de ti determinar el tipo de vegetariano que quieres ser. Si quieres consumir sólo plantas, eres por defecto un vegano.

Una dieta basada en plantas es una de las elecciones de alimentos más saludables que una persona puede hacer. Para decidir por dónde empezar, es necesario conocer las diferencias entre los alimentos integrales y los no integrales.

Con este conocimiento, se pueden tomar mejores decisiones sobre qué comprar y qué no. Vamos a desglosar entre vegano y vegetariano.

Dieta vegetariana

Como ya sabes, un vegetariano consume alimentos de origen vegetal. Esto incluye vegetales frescos, granos, nueces, semillas y frutas.

Aunque no todos los vegetarianos son iguales. Existen diferentes grados y categorías de vegetarianismo. Todos dependen de la inclusión de huevos y productos lácteos en su dieta. Las clasificaciones son:

- ❖ Lacto Ovo vegetarianos: Este grupo consume huevos y productos lácteos. El grupo sólo se abstiene de comer carne de animal.
- ❖ Lacto vegetarianos: Este grupo consume productos lácteos, pero no huevos ni carne de animal.
- ❖ Ovo vegetarianos: Este grupo come huevos, pero no lácteos ni carne de animal.
- ❖ Frutarios: Esta categoría sólo consume frutas.
- ❖ Pescatariana: Este grupo consume frutas, verduras, huevos, productos lácteos y alimentos de mar.
- ❖ Crudivegana. Este grupo sólo come vegetales crudos.

Para detallar, los vegetarianos no consumen:

- ❖ Cualquier carne de animal como cerdo, carne vacuna, pescado y animales de caza...
- ❖ Cualquier ave de corral como pato, pavo y pollo
- ❖ Cualquier insecto
- ❖ Las proteínas animales como la gelatina y el cuajo
- ❖ Cualquier materia prima o grasa derivadas de animales sacrificados

Dicho esto, algunos vegetarianos podrían consumir los siguientes subproductos:

* Productos lácteos como la leche, el yogur, la kombucha y el queso.
* Huevos de aves de corral
* Miel y productos de abejas

Dieta vegana

La dieta vegana es la forma más estricta de la dieta vegetariana. Los veganos tienen una dieta muy clara, que prohíbe el consumo de cualquier carne animal y sus subproductos. Cualquier cosa que provenga de animales, incluyendo la miel de abejas, está prohibida.

La mayoría de los veganos consideran que su preferencia alimentaria es un estilo de vida que eligen debido a la necesidad de excluirse de cualquier forma de crueldad o explotación animal. Matar animales para comida o derivados como el cuero se considera cruel. Comer sus productos se considera explotación. Su filosofía central gira en torno a la compasión y la protección de los animales.

La mayor parte de los veganos extienden sus creencias más allá de la dieta. Están en contra del uso de derivados animales como el cuero, la lana, la cera de abejas y la seda. Así que un vegano estricto no tendría asientos de cuero en su coche ni usaría una vela de cera de abejas.

Razones para el Vegetarianismo o el Veganismo

Ahora podemos discutir por qué las diferencias entre vegetarianos y veganos existen en primer lugar. Como se ha dicho, la razón más importante por la que la mayoría de los vegetarianos optan por la dieta es la salud. La dieta vegetariana es muy baja en grasas, carbohidratos y azúcares saturados no saludables. Esto la convierte en la mejor opción para cualquiera que desee llevar un estilo de vida más saludable. Algunas personas pueden tener razones morales y políticas. Esto es raramente el caso si no optan por toda la ideología vegana.

Los vegetarianos son muy estrictos y su práctica es muy sencilla. Para la dieta vegana completa, las razones de salud rara vez son la causa de su elección de alimentos. La mayoría de los veganos están influenciados por sus creencias morales, éticas, políticas o religiosas. Muchos veganos también están muy preocupados por el impacto ambiental de la mayoría de los procesos. Intentan abstenerse de apoyar cualquier cosa que cause contaminación.

Existen muchas razones personales por las que un individuo recurre al estilo de vida del Veganismo. A mucha gente no le gusta el trato cruel de los animales que son criados para ser consumidos y ese conocimiento es suficiente para tomar la decisión. Cuando la investigación se hace detrás del tratamiento real de estos animales y las horribles condiciones de vida, hace que cualquier amante de los animales sienta más simpatía por estas criaturas que se extiende a no querer que ningún daño llegue a ningún animal. Sin embargo, hay muchos otros beneficios que se pueden obtener durante la dieta vegana.

Se ha estimado que la población del mundo es de aproximadamente 9.000 millones de personas. Si seguimos utilizando los recursos naturales en su conjunto, no podremos mantenernos en este planeta. Tal y como está, hay mucho desperdicio de alimentos que se produce en todo el mundo mientras hay gente muriendo de hambre. Cuando los veganos se abstienen de consumir carne, también están ahorrando los recursos ambientales que se requieren para que estos animales sean criados sólo para el consumo de alimentos.

Los beneficios para la salud tienen un enorme impacto en los veganos porque están disminuyendo la aparición de muchas enfermedades mortales que asolan a la sociedad hoy en día. Algunas de ellas incluyen la diabetes tipo 2, la obesidad, las enfermedades cardiovasculares e incluso el cáncer de colon y próstata. Cuando haces el cambio por tu salud, tiene un impacto aún mayor ya que también estás ayudando a los animales y al medio ambiente junto contigo mismo.

La vida de cualquiera de los animales criados para el consumo de alimentos es de unos 2 años. Algunos son incluso más jóvenes. Mueren por medios horribles en las granjas de animales, ya que es la forma más económica de hacer negocios, ya que de otra forma no habría beneficios. Por un lado, ayuda a los pequeños negocios familiares a prosperar, pero no vale la pena no comer animales y productos animales para los veganos porque el animal sufre durante toda su vida mientras está enjaulado en pequeños espacios, o en el caso de los pollos machos, se les mata después de nacer ya que no pueden ser vendidos por su carne y no producen huevos.

Y aún así, los vegetarianos también pueden ser más conscientes del medio ambiente dependiendo de dónde compran sus alimentos. Pueden elegir visitar el mercado local de agricultores para obtener sus productos orgánicos y al mismo tiempo ayudar a su comunidad apoyando a las familias agrícolas locales. También pueden decidir comprar huevos de gallina de granja. Siempre tienes una opción. Mientras te sientas cómodo con las prácticas que adoptas mientras sigues la dieta basada en plantas, no puedes equivocarte.

Resumen del Capítulo

- ❖ Hay muchos subtipos de planes de alimentación a base de plantas. Uno es conocido como Ovo vegetarianismo para aquellos que deciden no consumir productos lácteos, pero incorporan los huevos en su dieta. Alternativamente, están aquellos conocidos como Lacto-vegetarianos que deciden consumir lácteos, pero se abstienen de comer huevos.

- ❖ Algunos considerarían a los veganos los más estrictos de los que siguen el estilo de vida de la dieta basada en plantas. Esto se debe a que deciden comer únicamente alimentos de plantas integrales. No quieren comer nada que consista en un animal o algo creado por animales por razones morales.

- ❖ Sin embargo, el rigor de la dieta vegana viene con sus beneficios. Es capaz de reducir significativamente el riesgo de enfermedades graves como el cáncer de próstata, la obesidad, las enfermedades cardíacas y la diabetes tipo 2. No importa el camino que tomes en la dieta basada en plantas, los beneficios para la salud se sentirán ahora y en el futuro.

Palabras Finales

Espero que hayan disfrutado aprendiendo sobre la dieta basada en plantas y que estén entusiasmados por empezar una nueva y saludable forma de vida. Espero que todas sus preguntas hayan sido respondidas y que se sientan más seguros al sumergirse en este emocionante estilo de vida. Usen este libro como una rica fuente de información sobre los alimentos que se deben comer, así como los ejercicios que se deben utilizar para alcanzar sus objetivos personales, les ayudará a tener éxito más rápidamente.

Tomar la decisión de comer mejor y al mismo tiempo mejorar el ambiente que te rodea es una forma muy consciente de comer que a menudo se pasa por alto. Eres realmente lo que comes, y también afectas al entorno que te rodea. Alimentarte de manera que sepas de dónde proviene tu comida y cómo se produce te dará una mejor conexión con tu alimentación y con tu entorno. Llevar una dieta basada en plantas también te ayudará a mejorar tu cuerpo, mente y físico.

Siempre es mejor con apoyo, así que habla con la gente sobre lo que quieres hacer y encuentra a alguien que se una a ti. Tener a alguien que te mantenga en línea con la dieta basada en plantas y que al mismo tiempo comparta sus experiencias de éxitos y fracasos ayudará a ambos a superar los retos a los que se enfrentan y a celebrar juntos cuando tengan éxito.

Recuerda ser amable contigo mismo y con tu cuerpo a lo largo de este proceso. Va a haber muchos cambios, y debes escuchar las señales que tu cuerpo te da a través de este viaje. Conoce cuando tu mente la que saca lo mejor de ti en vez de presionarte físicamente. Asegúrate de dormir lo suficiente, así como de los nutrientes esenciales que requieres para que obtengas el máximo beneficio de seguir la dieta basada en plantas.

Sobre todo, diviértete con tu nueva elección de estilo de vida. No tiene por qué sentirse como obligación mientras estés contento con el proceso y los resultados. ¡Disfruta y buena suerte!

Si disfrutaste de este libro de alguna manera, ¡una crítica honesta siempre es apreciada!